パニック障害と うまくつきあうルール

ベヴ・エイズベット
入江真佐子＝訳
松本桂樹（臨床心理士）＝監修

Bev Aisbett
Translated by Masako Irie
Supervised by Keiki Matsumoto

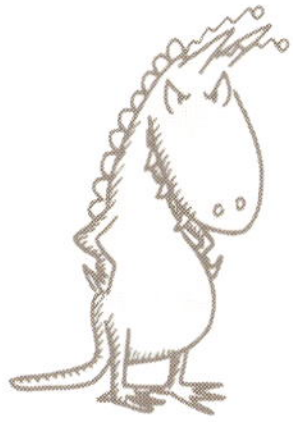

The advanced survivor's guide to anxiety-free living

大和書房

はじめに

パニック障害を克服し、前著『パニック障害なんてこわくない!』(大和書房刊)を書いてからも、私にはまだまだ学ぶべきことがあるとずっと感じていました。

パニックの発作というもっとも極端な形で「あいつ」が私の生活を侵してくることはなくなりましたが、「あいつ」のたてる不愉快な物音がすぐそばで聞こえることはまだよくありました。

この状態で今後も暮らしていくしかない、なんとか折り合いをつけて人生を歩んでいくしかない。それを受け入れなくてはならないのだ、と学んではきました。いいかえれば、私は「あいつ」を恐れながら生きるところから、それを我慢して受け入れるところまで進歩したのです。でも心の奥底では、そのことに満足していませんでした。

もし意志の力で「あいつ」の中でも最悪のものを好転させることができれば、残りの「あいつ」をやっつけて進んでいく方法があるにちがいない、と思ったのです。

たしかに私は強くなりました。生き延びたし、役目を果たすことが——それもかなりうまく果たすことができました。でも、それで「大いに人生を楽しんでいる」といえるでしょうか? いえ、とてもそうはいえません。なんとか対処できているという程度でした。

今では、「あいつ」に出会う前の私がいかに不安定だったかがよくわかります。私の基盤はぐらぐらでした。でも私はそんな自分しか知らなかったのです。私は昔の思考パターンに戻り続け、それを基準として使い続けました。そんなことでどうやって、強く、確かで、完全にだいじょうぶな新たな自分になる方法を見つけることができるでしょう？ 私は自分を責めることはやめていましたが、それでも人生には絶えず新たな困難が出現しました。それに対して私は昔ながらのルールしか持ち合わせていなかったのです。解決の鍵はいったいどこにあるのでしょうか？

皮肉なことに、その答えは問題の中にありました。

「あいつ」と私は同じ精神を持っているのに、私たちがほんとうに和解したことは一度もありませんでした。「あいつ」は私が出て行ってもらいたいと思っている手に負えない借家人…こう見ているかぎり、私は負け続けるでしょう。

ということで、最後の手がかりはこれでした。「あいつ」を新たな目で見る方法を見つけなければならない。つまり、実は「あいつ」は私が生まれ変わるために役立つ、と気づくことだったのです！ 「あいつ」こそが私が変わらなければならないものへと至る鍵だったのです！

そうわかったとき、私は「あいつ」対策に一生懸命になるのをやめ、自分の暮らしに専念し、自分を教育するというゆっくりとした（ときにイライラもする）プロセスに入っていきました。

本書『Living It Up（パニック障害とうまくつきあうルール）』はこの自己探求の結果です。ここでは恐れは学び、成長、変化のための道具になりました。本書には私が前に進むのに役立った考え方、哲学、質問、練習、基本原則などが盛り込まれています。そのおかげで私は、ただ不安の淵から出るだけではなく、世界とその中での自分の役割についてまったく新しい見方へと進むことができたのです。

もちろんひとりでそれを行なったのではありません。その間ずっと、いろんな人が私の生活に入り込んできて、アドバイスをくれたり、慰《なぐさ》めてくれたり、やさしく思い出させてくれたり、大いなる試練を与えてくれたりしました。その中にはそのときすぐに感謝したものもあれば、後になってから気づいてありがたく思ったものもありました。

そのおかげで今、まっさらな自分自身でいられる方法、人生を楽しむ方法を模索しているあなたの力になるために、私が知っていることをお教えする機会が与えられたのです。

「あいつ」が私に与えてくれたもの――つまり、以前と比べてよりよい人生へと成長していけるチャンス、私なりに最高の人間になれるチャンス――があなたも得られますように。

ベヴ・エイズベット

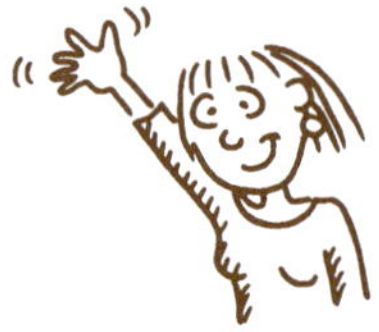

本書の使い方

1. 本書はあなたの新しい考え方が発展していくのを助けるよう作られています。ですから、一度全部通して読んでから興味のある場所にもどるというのがいちばんいいでしょう。

2. エクササイズには全力をつくしてください。時間をかけて、自分のものにしてください。

3. あなたに効くエクササイズを使うこと。あなたが必要としているものを採用すること。あなたに必要なものを見つけ出してください。

4. 原則はそれを「理想」だと考えること。そのとおりにいくときもあれば、いかないときもあるでしょう。完全ではないことを自分に許しましょう。

5. 辛抱強くなること。新しいことを学ぶには時間と練習が必要です。

6. やり続け、努力を続け、学び続け、成長続けること。

7. 自分にやさしくしましょう。

8. 気分がよくなったら、そうではない人を助けてあげましょう。

9. 愛情を持ってやりましょう。

10. いくらでも知ること、わかることはできます。変化を経験して違いを学びましょう。もっと楽しく生きましょう!

CONTENTS

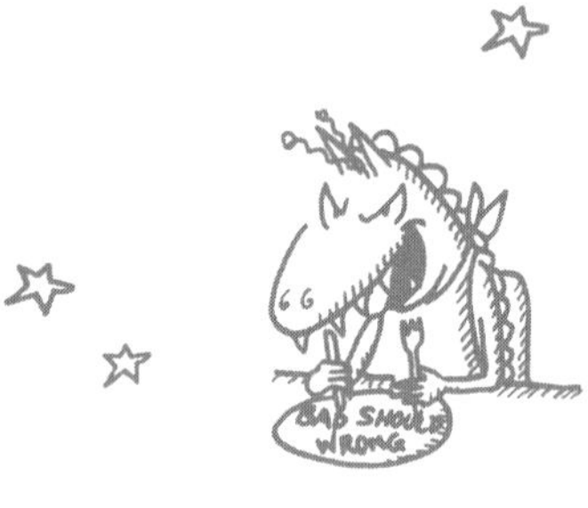

1

あなたと「あいつ」

You and IT

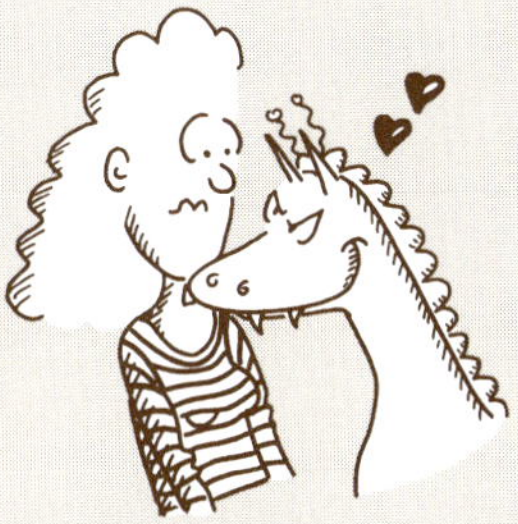

彼を覚えてる？

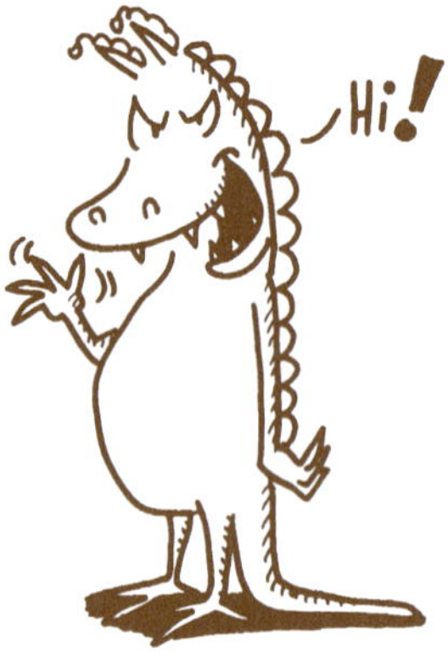

どうして忘れることができるだろう。
「あいつ」――あなたの「あいつ」。
パニック発作のときに「あいつ」と出会い、
「あいつ」のせいであなたの世界はひっくりかえってしまった。
初めて出会ったときからずいぶん遠くまでやってきた――
あなたは「あいつ」を乗り越えてきたし、
ずいぶんいろんなことを学んできた。

あなたは生き延びたのだ！

でも、そろそろ少し修正をする時期かも…

まず「あいつ」がどのように登場したかを、
もう一度思い出してみよう。

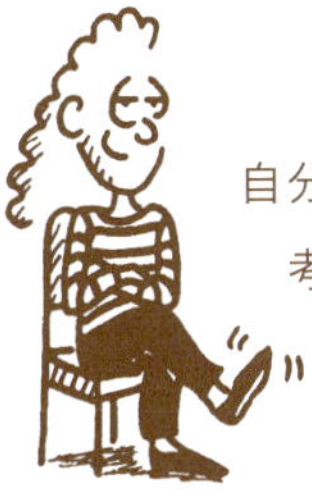

あなたは
自分のことだけを
考えていた…

…そのとき突然、
はっきりした理由は
何もないのに、
こわいと感じた。

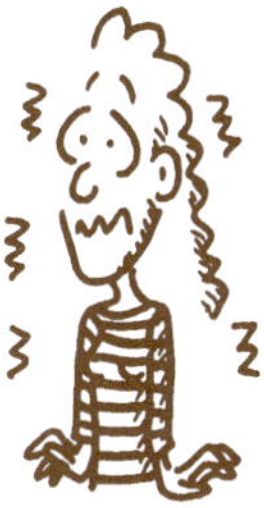

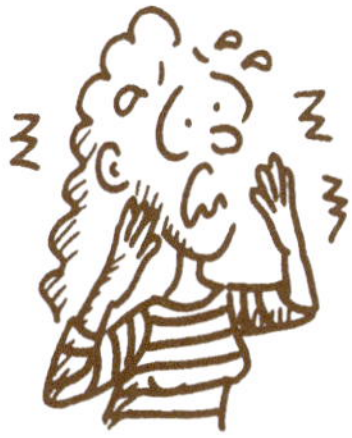

それも単なる
こわさではなく、
正真正銘の恐怖を！

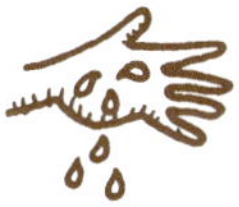

手には汗が出て…

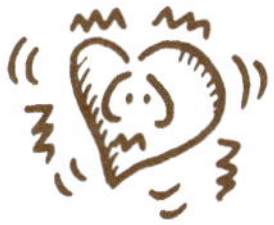

心臓はドキドキ
しはじめ…

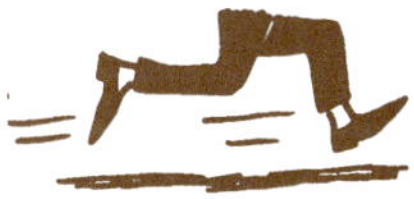

走り出したく
なった…

…ガタガタ、ブルブル震えて——

自分では

どうすることもできない!

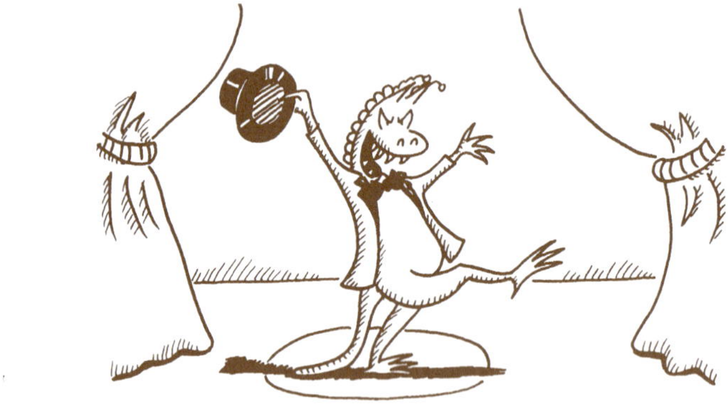

初めての**パニック発作**だ。

そのときから「あいつ」がずっと舞台の真ん中にいた。

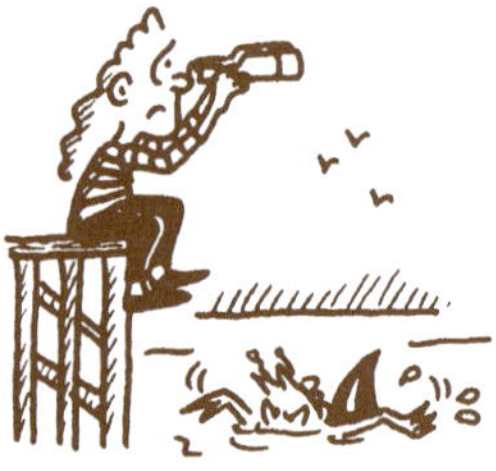

「あいつ」はすごくおそろしいし、
どこからやってくるかわからない。
またいつ発作におそわれるかと、
ずっと気になってしかたがなかった。

いいかえれば

「こわいという状態」がこわくなったのだ。

だから…

あなたの意識はすべて恐怖と
恐怖を避けることに向けられた。

ついには「あいつ」があなたの全世界になってしまった。

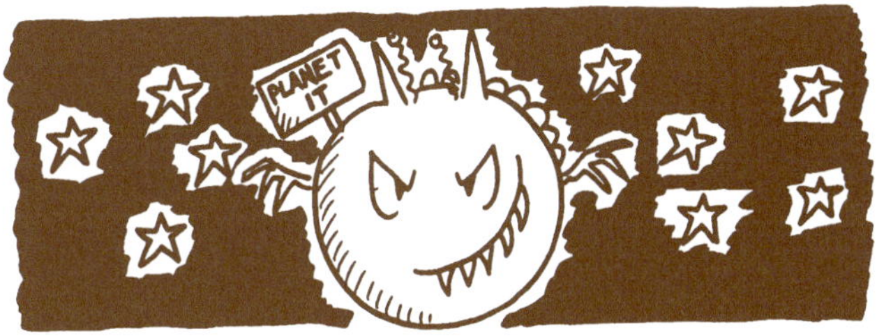

注意、意識の中心、
考えはすべて「あいつ」に向かってしまった。
でも今のあなたは「あなたの考え」が
「あいつ」の姿、形、大きさを
作っているのだということを知っているはず。

そもそも、あなたの考えが
「あいつ」を作り上げたのだ。

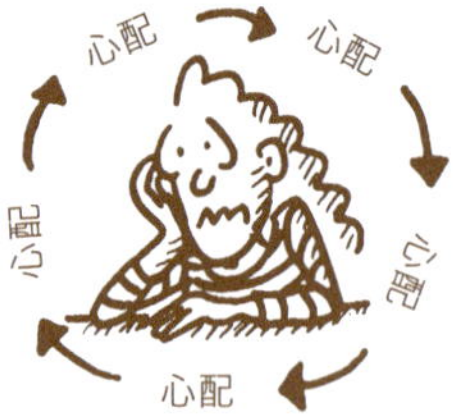

長年の心配の連鎖。
ひとつの心配が次の心配を
呼び、決して解決には
たどりつけない。

長年自分を
低く評価してきた。

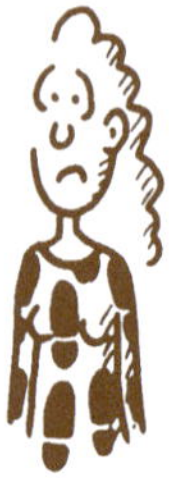

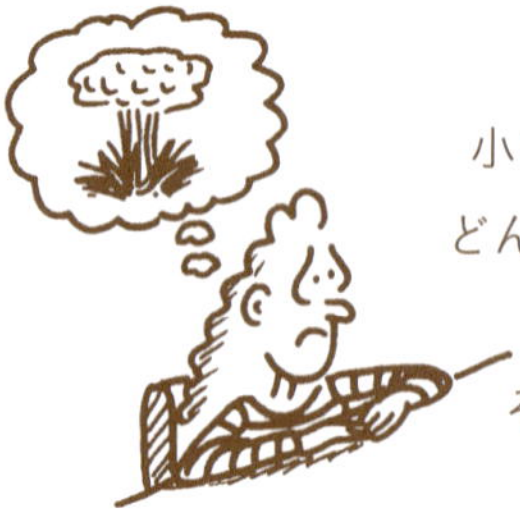

小さな問題を頭の中で
どんどん大災害のように
育ててしまう…
そんな長年のクセ。

長年自分で
がんばり
過ぎてきた。

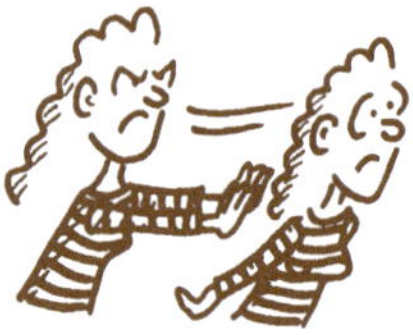

長年人を喜ばせようと
してきた（あるいはみんなに
好かれようとしてきた）。

昔の傷、後悔、不正、
失ったものについて
長年自分に、あるいは世間に
怒りを感じていた。

長年自分の弱点、
失敗、欠点だけを見てきた。
あるいは他の人のことも
そういう点だけを見てきた。

長年完璧を求め、
不可能な目標を
自らに課してきた。

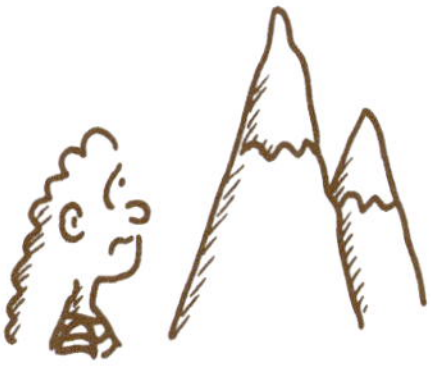

あなたは**自分に欠点がある**と感じてきた。
だから**完璧**になろうと奮闘した。だけど完璧な人なんて**いない**。
だからあなたは完璧になることに**失敗した**。
つまり、あなたには欠点があるに**違いない**のだ。

これらすべては、自分についてのネガティブな
思い込みを強める頭の中の声。その声とは「あいつ」。
この「あいつ」の絶え間ないおしゃべりが、
毎日毎日何年も続いた…

「見ていられないな。みんなおまえよりマシだよ。
おまえはダメだ。また失敗した。どうしようもないな。こうすべきなんだ。
こうしなきゃいけないんだ。これはやっちゃいけないんだ」

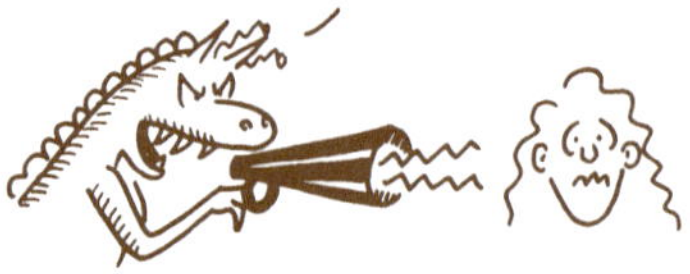

…そしてついにあの運命の日、
「あいつ」がどんどん膨れ上がって…

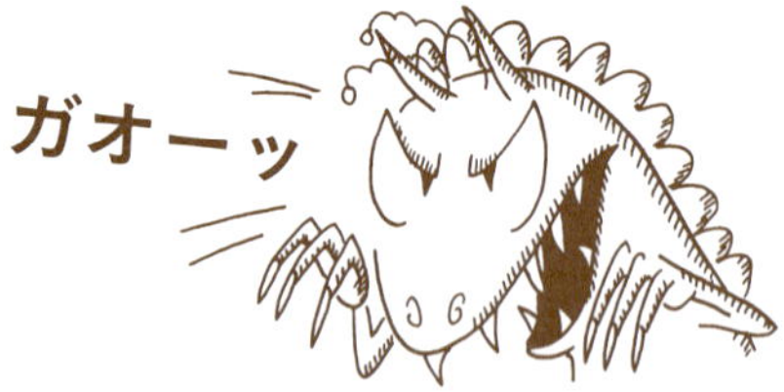

パニック発作が!!

「あいつ」が狂気とは何の関係もないことははっきりしている。
「あいつ」は、まともな人ならできれば
一緒に暮らしたくないと思う相手だ。だから、
それに対処する新たなスキルを身につける必要があった。
それをもう一度見てみよう。

警戒の第一段階

1
受け入れる

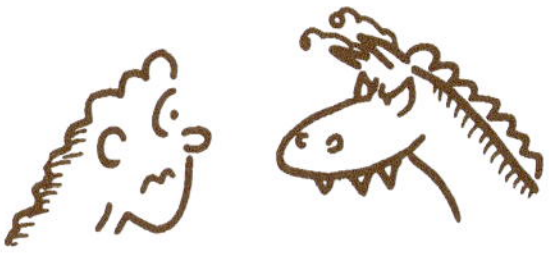

こわくなりませんように、と思うけれど実際にはこわい。
「あいつ」を否定したところで「あいつ」は変わらない。
怒っても、逃げ出しても、避けても同じこと。
「あいつ」はそこにいるのだから。
だから、「あいつ」は勝手に動き回らせておけばいい。

「あいつ」と共存し、「あいつ」を受け入れよう。

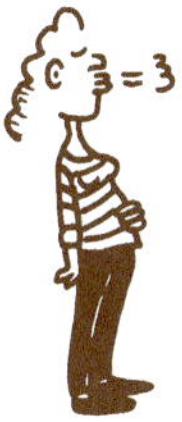

2
呼吸法

自分の呼吸を観察しよう。
もし呼吸が速く、浅く、
胸の上のほうで行われているようだったら、
深くゆっくりとした腹式呼吸を行なう。そうすれば
二酸化炭素と酸素のバランスを崩す過呼吸が防げる。
ゆっくりと呼吸することは「あいつ」から
気をそらすことにもなる。

3
距離を置く

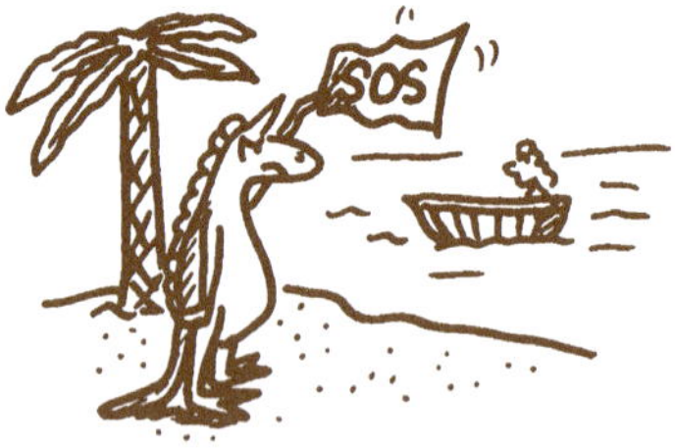

心の中で「あいつ」を無人島に置き去りにする。
あなたは島からずっと離れたところに漂っていて、
「あいつ」の手の届かないところにいる。

4
待つ

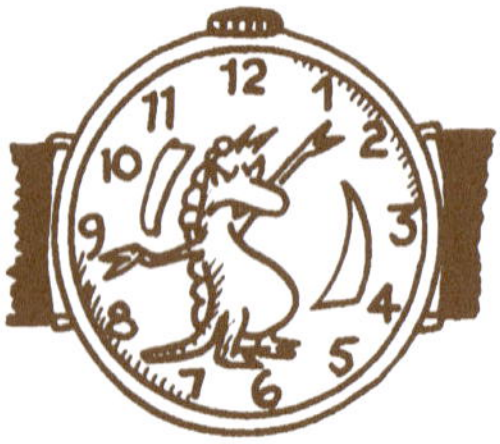

「あいつ」の攻撃は数秒からせいぜい
20分くらいしか続かない。それは過ぎてゆく。
必ず過ぎてゆく。

☆ 長期的展望

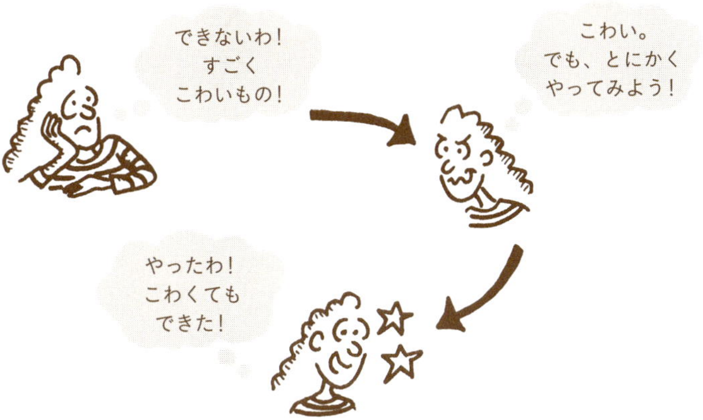
できないわ！
すごく
こわいもの！
こわい。
でも、とにかく
やってみよう！
やったわ！
こわくても
できた！

1
こわくてもやり続ける

「あいつ」がいてもいなくても、生活は続いていく。
「あいつ」がいるからといって生活上のあれこれを
避けていたら、「あいつ」に乗っとられてしまう。
いろんなことをやり続けること。そうすれば自信がつき、
恐怖を広い視野から見ることができるようになる。
こわがってなんかいられない。
あなたには生活があるのだから！

2
自分の考えを観察しよう

杓子《しゃくし》定規《じょうぎ》な、自己破壊的な、
あるいは大げさな考えをしていないか、
常に注意すること。
自分自身に対して理性的になろう。
こんなことがないか注意しよう。

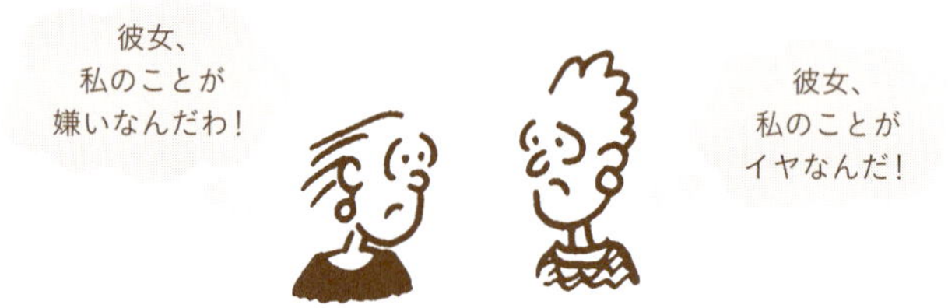
彼女、
私のことが
嫌いなんだわ！
彼女、
私のことが
イヤなんだ！

人の心を読む

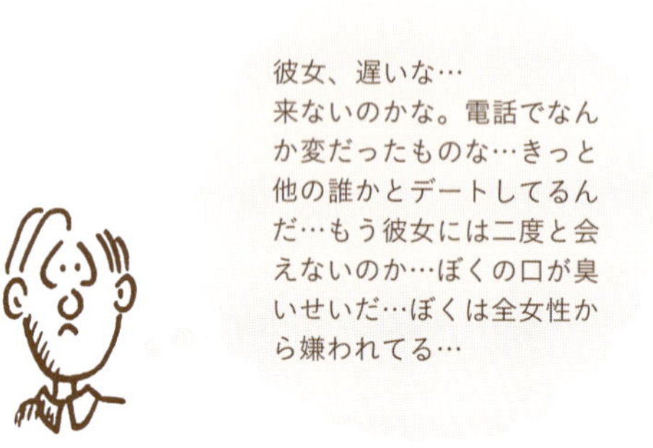
彼女、遅いな…
来ないのかな。電話でなん
か変だったものな…きっと
他の誰かとデートしてるん
だ…もう彼女には二度と会
えないのか…ぼくの口が臭
いせいだ…ぼくは全女性か
ら嫌われてる…

**ささいなことを
大惨事のように考える**

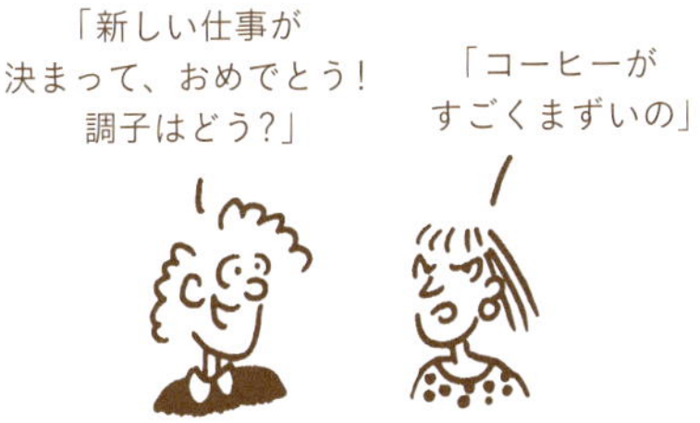
「新しい仕事が
決まって、おめでとう！
調子はどう？」
「コーヒーが
すごくまずいの」

悪い方向にかたよる考え方

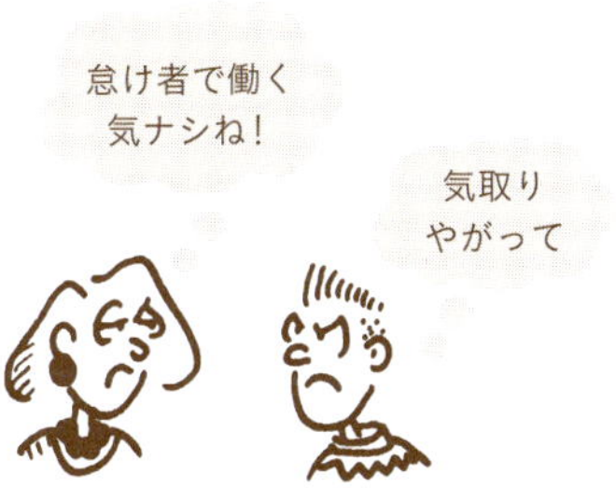
怠け者で働く
気ナシね！
気取り
やがって

**悪口を言って、
レッテルを貼る**

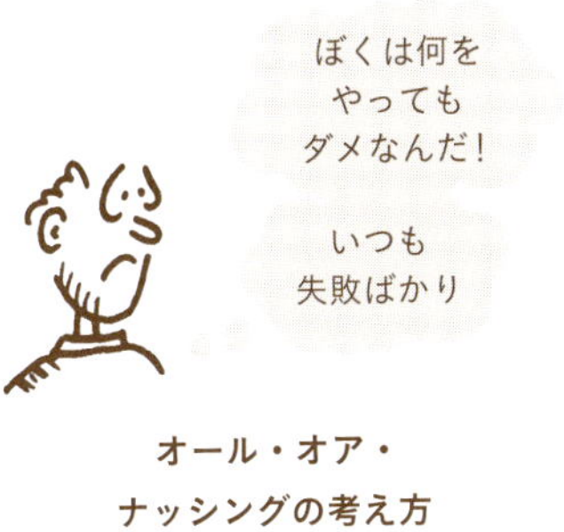
ぼくは何を
やっても
ダメなんだ！
いつも
失敗ばかり

**オール・オア・
ナッシングの考え方**

重要な質問をしてみよう

私、自分に何を言ってる?

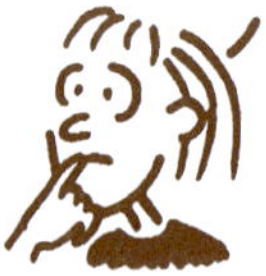

要注意の「あいつ」の言葉

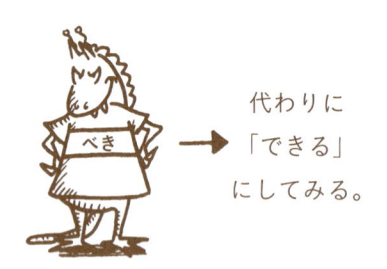

代わりに
「できる」
にしてみる。

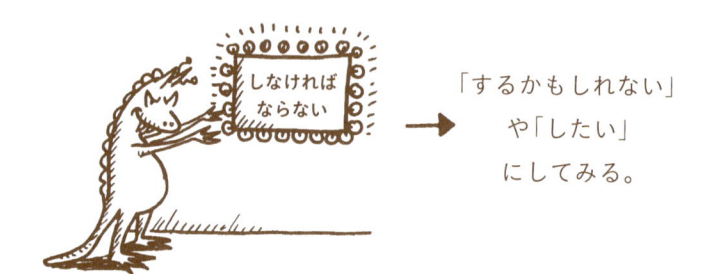

「するかもしれない」
や「したい」
にしてみる。

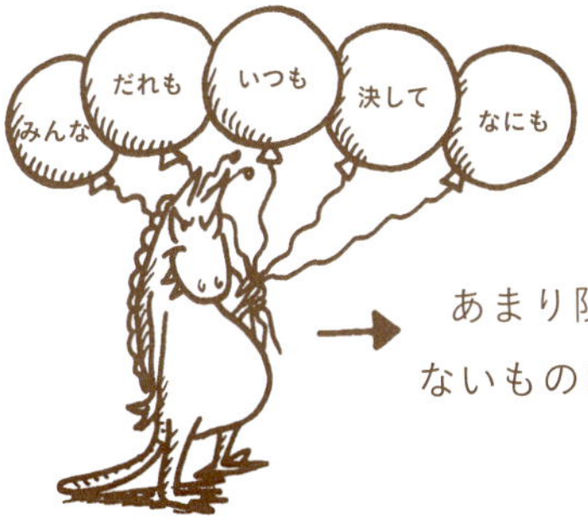

あまり限定的でないものに変える。

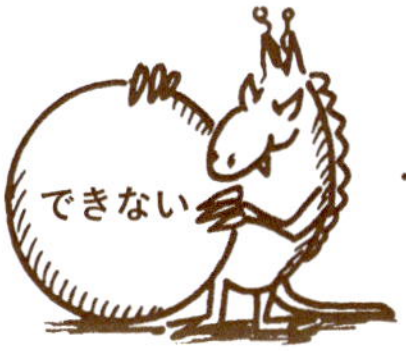

まだ「できる」
とまで言い切れないのなら、
「しようと思えばできるかも」
に変える。

「オーケー。
これを全部やってきたわ。『あいつ』が
どんなふうに動くかわかっているし、
自分の考えにも注意している！」

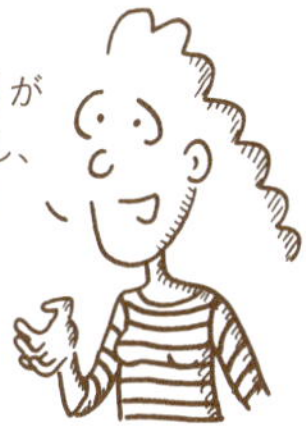

「よくがんばったね！　で、気分はどう？」

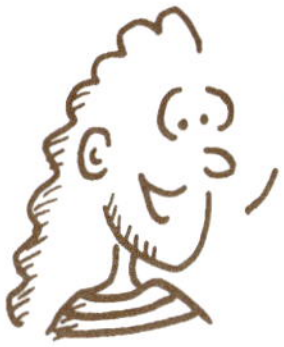

「ええ、ずいぶんよくなったわ。
『あいつ』が横槍を入れるのを止めるには
どうしたらいいかもわかってるし」

「おめでとう！」

「以前よりうまくコントロールできる
ようになったし、こわいという思いから
身体の感覚を切り離すこと
ができるようになったわ」

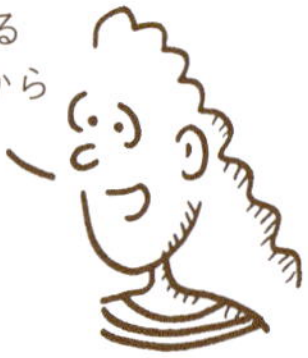

「すてき！」

「自分にそれほどつらく当たらなくなったし、
他の人のこともあまり批判しなくなった。
人と比較することをやめたの」

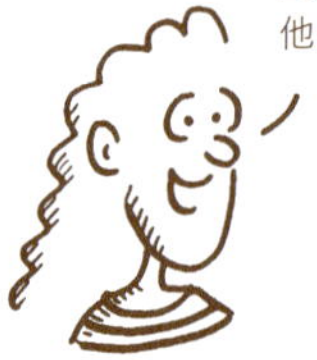

「すばらしい！」

「それに、自分の人生をもっとゆっくり
歩もうとしているの。速度を落としたのよ」

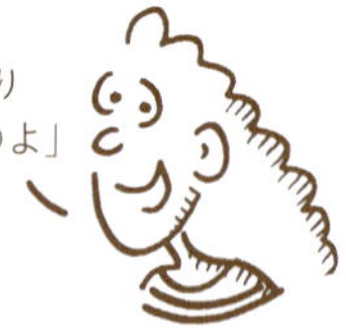

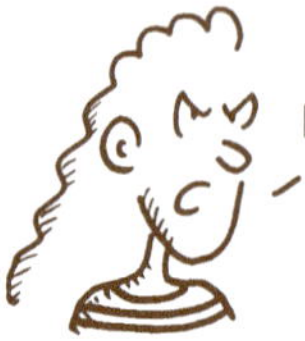

「でも…」

「でも？」

「ときどき、
やっぱり失敗しちゃうの！
パニックにはならないんだけど、
すごく不安になる。私はまだ
完全には『あいつ』から
自由になってないのよ！」

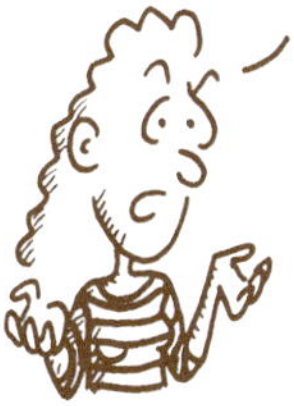

「それに、
なんといっても
まだまだ努力する
べきだし！」

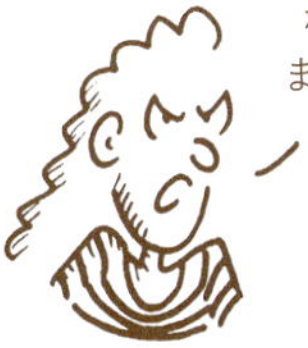

「あっと！
『べき』
じゃなかった！」

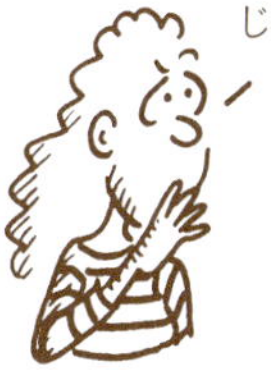

オーケー。まず、あなたが
どれほど遠くまで来たかを見てみよう。
あのころは、動くことすらできなかった。
それが今では、すでに多くの自分を責める習慣や
態度を克服してきた。基礎的な段階は終えて、
中級レベルまで来たんだ。

おめでとう！

違う考え方を身につけたあなたは、
これからもっと学ぶ準備ができたわけだ。

さあ、やってみよう！

「あいつ」クイズ

以下の質問について正直に考えて、
自分の答えを見出せるかどうか見てみよう。

Q1. 今「あいつ」のことをどう感じていますか?

(a)「あいつ」は私の人生を台無しにした災難だ。

(b)「あいつ」は(なぜか)私が共存しなければならないものだ。

(c)「あいつ」は私の手には負えない。

(d)もう二度と「あいつ」を経験するのはごめんだが、
体験できたことはうれしく思う。

(e)「あいつ」は敵で私は犠牲者だ。

(f)「あいつ」は私の生き方に重要な(そして必要な)
変化をもたらすきっかけとなった。

(g)「あいつ」は私で、私は「あいつ」。なんとか和解しなければ。

Q2. 自分自身についてどのように感じていますか?

(a) だいじょうぶ、だと思う。

(b) 私は負け犬。私の身にはいつも悪いことばかり起こる。

(c) 私はいい人だし一生懸命やっているのに、
どうして私が苦しまなければならないのか?

(d) 私には価値がある。自分自身について学んでいる。

(e) みんなと同じように、私にも長所と短所がある。

(f) 私は私でいることを楽しんでいる。

Q3. 人生についてどのように感じていますか?

(a) 人生は試練と挑戦の連続で、そこから私たちは成長し学んでいく。

(b) 人生とはたやすいものではないようにできている。

(c) 人生なんてつらいもの、そしてやがてみんな死ぬ。

(d) 人生は自分が作り上げていくもの。

(e) 人生はすばらしいものになりうる。

Q4. あなたの人生の目的は何だと思いますか?

(a) 苦しむこと。

(b) 幸せになること。

(c) できるかぎり最高のものにすること。

(d) 生まれてきて、生きて、死ぬ。それだけのこと。

(e) 他の人を助けること。

(f) 自分の潜在能力を存分に発揮すること。

Q5. もし「あいつ」と出会わなかったらあなたの人生はどうなっていたでしょう?(あなたは今と同じ人間だったでしょうか?)

(a) 自分の強さや自分の考え方にひそむ罠に気づかなかっただろう。

(b) 平和で満足していて幸せだっただろう。

(c) ふつう。いいときもあれば、悪いときもある。

(d) それ以前と同じく不幸だっただろう。
ただこの余分なお荷物がなかっただけ。

Q6. あなたにはどれくらい幸せになる価値があると思いますか？

(a) 私には幸せになる価値が十分にある。

(b) こんな苦痛を味わわされる理由がないことだけはわかっている。

(c) 自分のことだけを考えるなんてわがままだ。

(d) いい結果は努力して獲得しなければならない。
何もしないでそれを得る価値があるなどということはない。

(e) あまりに幸せであることを期待するなど非現実的だ。

以上の質問は、
あなたが現在どういう状況にいると
考えているか、わかるように作られている。
本当に正直に答えれば、一定の態度が見えてくるはず。
昔のネガティブな考え方や、自分は犠牲者や
殉教者《じゅんきょうしゃ》なのだという答えがないか気をつけてみよう。
もしそういう結果が出てきたら、
もっと訓練を積む必要がある。

変化について

★ 今いる状況に苦痛の原因が
あるときでさえ、どうして私たちは
変化に抵抗するのだろうか？

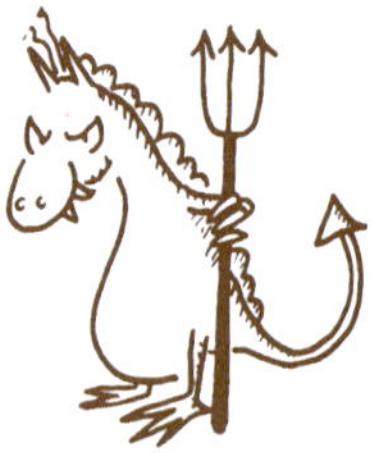

★ 知らない悪魔より馴染みのある
悪魔のほうがまし…
変化とは安全地帯から出て、
未知の場所に踏み込むこと。
変化とは危険を冒すこと。そして…

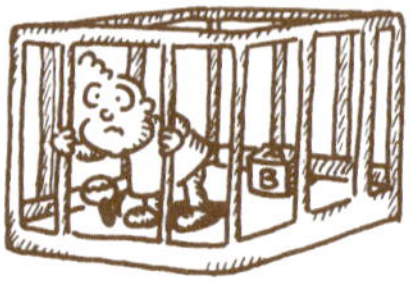

★ 私たちのほとんどは危険を
冒すようには育てられていない。
人生に多くを期待しすぎず、安全に過ごすよう
プログラミングされてきた。

★危険を冒そうとすると、他の人から
反対、抵抗、批判されることもある。
新しい行動は既存の見方からは
受け入れられないと
見なされるかもしれない。

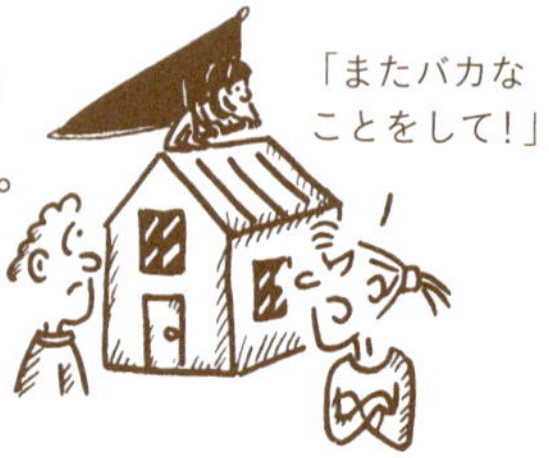

★ 危険を冒すと、
まちがいをおかすこともある。
これは自分に厳しいあなたが
恐れていることのはず。

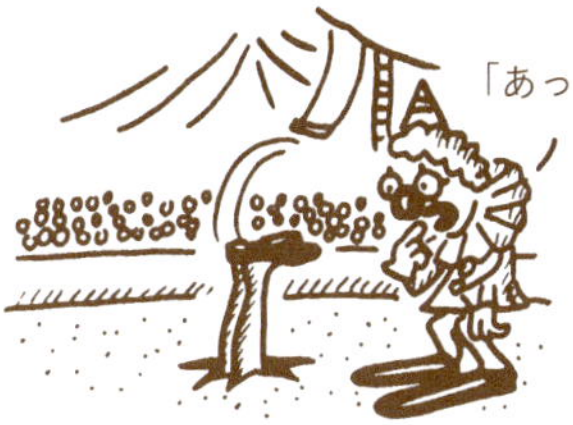
「あっ！」

★ 変化を起こすということは、あなたがこれまで
できなかったり、避けてきた難しい問題やつらい決断に、
直面するかもしれないということ。

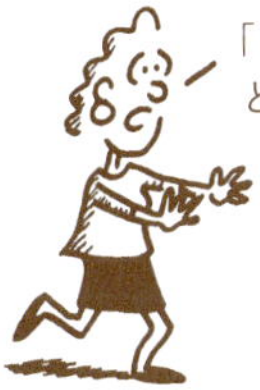
「どこへ行くつもりなの？
どうして行っちゃうの？」

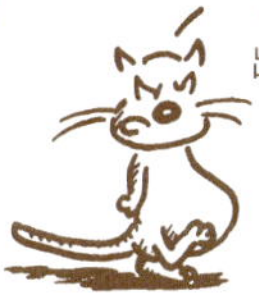
「道の向こう側に行くんだ。
あっちではステーキを
出してくれるんだもん」

★ 正直にいえば、
病気が役に立ってくれることもある。
病気（あるいは「あいつ」）は私たちが欲しくてたまらなかった
注目、愛情、支え、休息を与えてくれることもある。
すべての責任を投げ出すこともできる。他の人に難しい決断を
してもらい、面倒をみてもらうこともできる。
子供のころ面倒を
みてもらったように。
人生から逃げ出すことが
できるのだ。

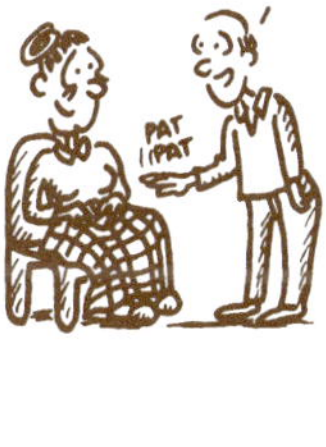
「よしよし」
PAT PAT

★ でも、幸せになれない人は、2、3日、
いや、ひと月も幸せが続くと、
どこかに罠がしかけられていないか、
バナナの皮が置かれていないかと注意しはじめる。
そして、何も見つけられないと、自分で作りだす。
自己破壊行動に出るのだ。あまりに幸福でいることの緊張を
断ち切ってくれるものならなんでもいい。
こんな幸せが長く続くはずがない！
という思いにとりつかれてしまう。

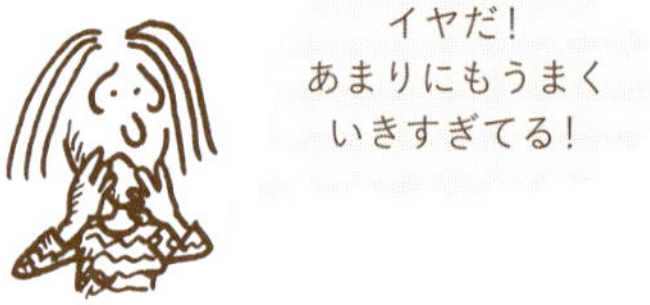

★ 私たちは幸せを自分の内面ではなく、
外の要因に頼っている。
「ガッカリさせられた」と他人を非難したり、
救援の手が差し伸べられるのをただ待っている。

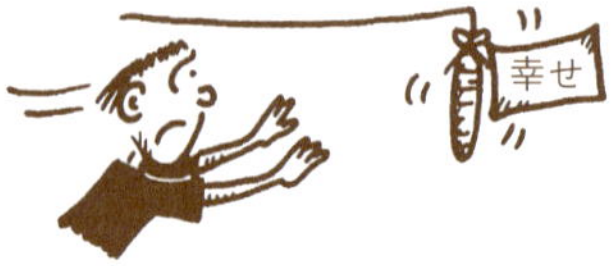

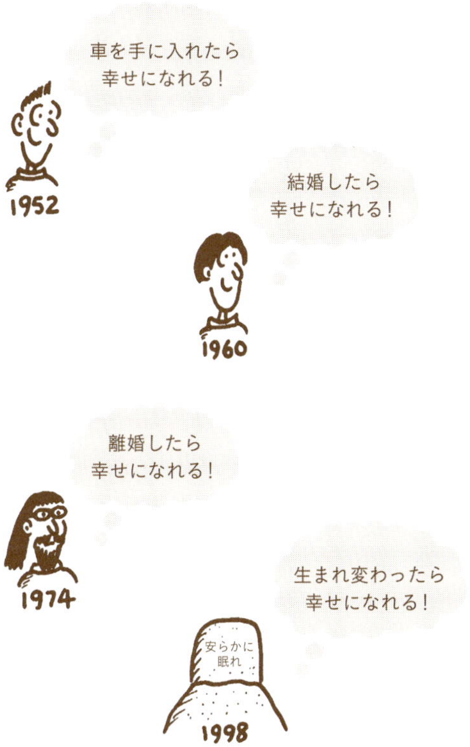
車を手に入れたら
幸せになれる！
1952
結婚したら
幸せになれる！
1960
離婚したら
幸せになれる！
1974
生まれ変わったら
幸せになれる！
安らかに
眠れ
1998

私たちは人生を先延ばしにしている。
仕事が終わったら、
週末になったら、
結婚したら、
休暇に出かけたら、と。
そのあいだに、人生は私たちを
追い越して進んでいく。

だから

効果的に今よりいい方向に変わるためには、
以下のゴールを目指して取り組む必要がある。

1

あなたには元気で、幸福で、
人から愛される**価値がある**のだと
絶対に信じること。

2

敗者から勝者へと意識の中心を
完全に移動させること。

3

「選択」を意識すること。

「どちらにしようかな…」

4

「ただ存在する」ことが
できる能力を身につけること。

5

病気ではなく「健康でいること」に
全力でがんばること。

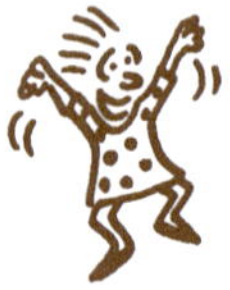

今すぐに！

さあ、これらのゴールをもっとよく見てみよう。

1
自己愛

あなたは心の奥底から、
自分が幸せに値すると信じているだろうか?
自分が愛すべき人間だと?
もしそうでなかったら、どうしてそう思うのか?
あなたのどこがそんなにひどいのだろう?
あなたの親友になったつもりで、あなたのいいところと
悪いところをすべて書き出してみよう。
客観的になって、
友達の目から見たあなたを
想像してみよう。

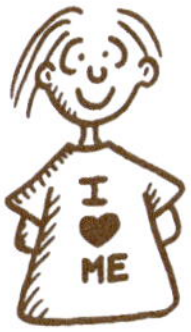
I
ME

さあ、今度はあなたの友達のいいところと
悪いところのリストを作り、
あなたのものと比べてみよう。

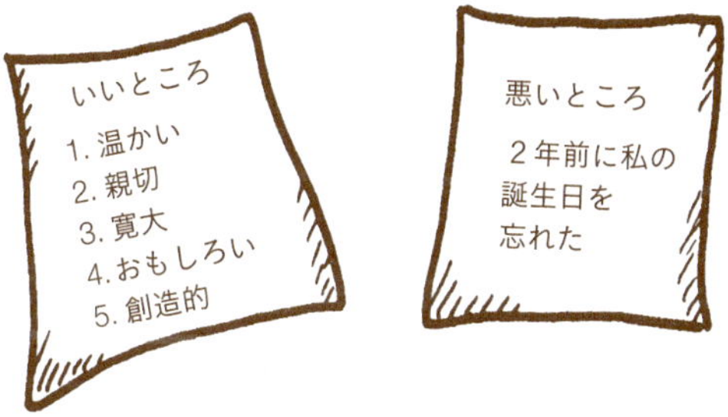
いいところ
1. 温かい
2. 親切
3. 寛大
4. おもしろい
5. 創造的
悪いところ
2年前に私の
誕生日を
忘れた

ふたつのリストはそれほどちがっているだろうか？
悪いところはそれほど悪いだろうか？
それとも、人間らしいだけ？
今度は…鏡を見て、たじろぐことなく自信を持って
自分にこう言えるだろうか？
「私はあなたを賞賛し、尊敬し、愛しています」と。

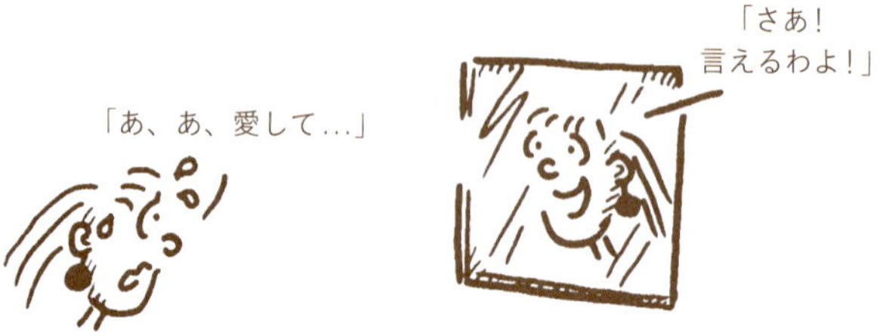

こういう言葉は、自分にいうよりも両親や子供たちや家族や友達に言うほうが簡単なもの。でも、必ずしも外から手に入れられるとは限らない支えやなぐさめや愛を、どうして自分から切り離してしまうのだろうか？ 自分で与えることだってできるのに！
自己愛とは、他人から認めてもらうのをじっと待っていなくていいということ。あなたはひとつの完成品、丸ごとあなたなのだ。自由に、やすやすと、そして自信を持って自分を賞賛できるようになれば、愛する人のためにするように、自分にも**最高のものだけ**を選び、受け入れる準備が整ったということ。自分を肯定するような言葉を口にするとムズムズしてしまう人は、湧いてきた感情が何なのかつきとめてみよう。その感情こそ、あなたが取り組んでいかなければならないもの。

2
敗者から勝者へ

前にもやった「自分になんと言い聞かせているか」
という問題に立ち戻ろう。

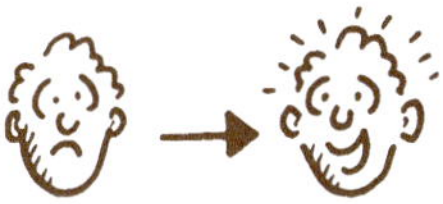

あなたがまだパニック発作や、
重度の心配や不安感を経験しているのなら、
この状態をどう見ているだろうか？
（自分の態度を考えるために、P26の「あいつ」クイズの
Q1.をもう一度見てみるのが役立つかもしれない）。
あなたは自分にこんなことを
言っていないだろうか？

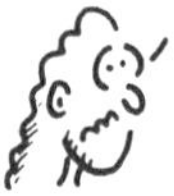

ああ、イヤだ！
またパニック発作！
なんでこんなことが
また私の身に起こる
のかしら？

あるいは

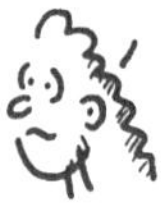

オーケー。なかなか
大変だったけど、
私にはもっと
取り組まなければ
ならない問題があった、
てことね。

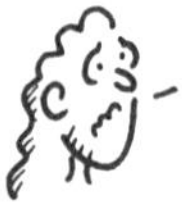

ああ、イヤだ。
なんだか不安だわ。
この気持ちから
逃れられることは
決してないんだわ。

あるいは

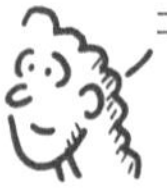

そうね、
ちょっと不安だけど。
でも、この気持ちを
コントロールしてみせる。
誰にでも調子の
悪い日はあるもの。

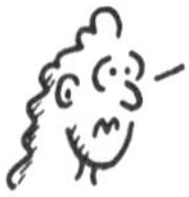

「あいつ」が
もどってきた！
一体いつに
なったらこれが
終わるのかしら？

あるいは

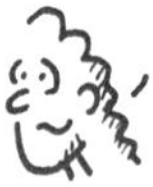

ずいぶん遠くまで
やってきたわ。
もう後戻りはしない。
前進あるのみよ。

自分に「自分は敗者だ」と言ってしまったら、
実際そうなってしまう。
自分に「自分は勝者だ」と言えば、実際そうなる。
あなたの内なるメッセージを強く健全なものに
再プログラミングする、
ということが大切なのだ。

3
選択

「あいつ」が決してあなたから
奪えない大切なものがある。

それは**選択**する能力。

すべての考えには選択肢がある。
いちばんいいものを選ぼう。
いろんなことが起こるし、状況は絶えず変わっていく。
それらを自分にとっていいものにするのも
悪いものにするのも、自分のとらえかた次第。

たとえば

雨が降っていたとしよう——

お百姓さんはこう考える　　**でも花嫁はこう考える**

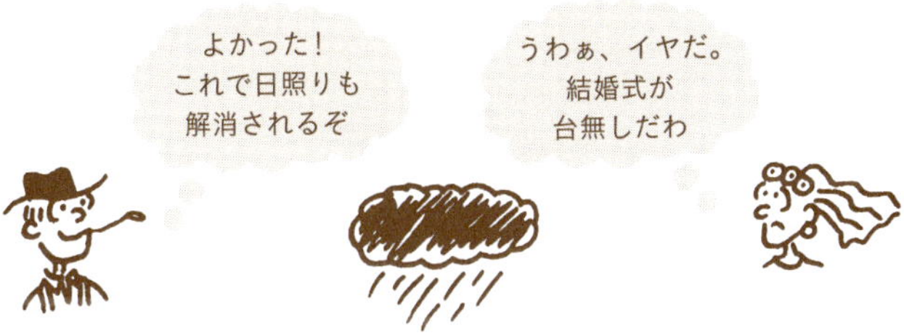
よかった！
これで日照りも
解消されるぞ
うわぁ、イヤだ。
結婚式が
台無しだわ

だけどこうなるかもしれない

**お百姓さんは
こう考えるかもしれない**

**そして花嫁は
こう考えるかもしれない**

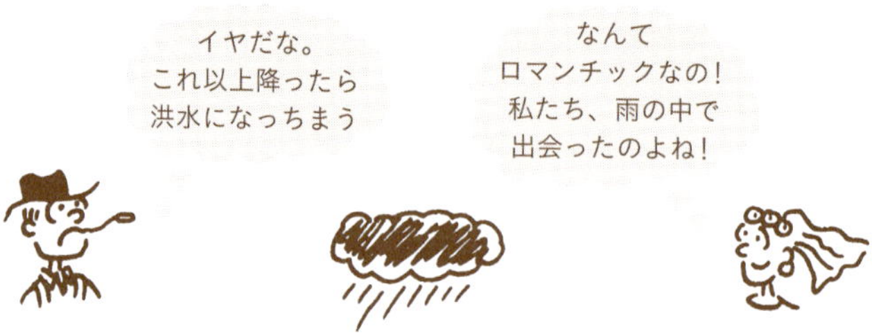

イヤだな。
これ以上降ったら
洪水になっちまう
なんて
ロマンチックなの!
私たち、雨の中で
出会ったのよね!

ここでは何が起こっているだろうか?
それぞれ何を重要視するかで、
この人たちは雨をいいものととらえたり
悪いものととらえたりしている。
雨そのものはどっちだろうと気にしない。
雨はただ自分のすべきことをしているだけ。
こんなふうに私たちも自分に
影響を与えるものの見方を選んでいる。

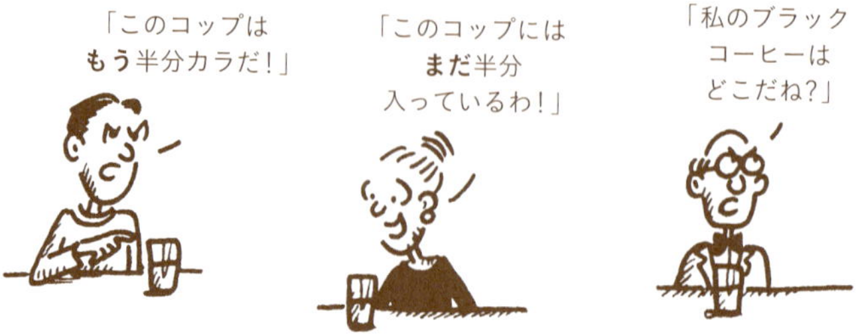

「このコップは
もう半分カラだ!」
「このコップには
まだ半分
入っているわ!」
「私のブラック
コーヒーは
どこだね?」

大災害でさえ前向きに見ることができる。
人々はふだんの生活の中ではめったに発揮できない
勇気や無私の思いやりのある自分に気づくことも多い。
自分を支えるためにできることを今すぐやって、
いい状態になることもできる。
「あいつ」のことをもう一度見てみよう。
「あいつ」は次のように見ることができる。

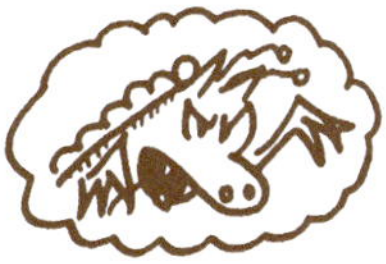

悪魔

あるいは

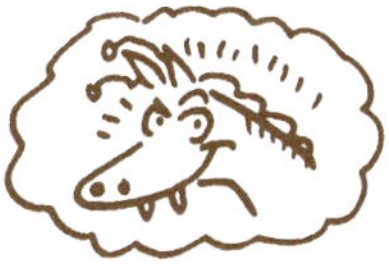

モチベーション

すべての「思い」を選ぼう。
最善のものでも最悪のものでも…
自分が信じたいものを選ぼう。

4
ただ存在する

「ただ存在する」とはどういうことだろう？　どうすれば「ただ存在できる」だろうか？　無人島に漂着したところを思い描いてみよう。テレビも電話も本もなく、ただひとり。でも、水や食糧などの必需品は全部ある。実際、そこはパラダイスだともいえる。たったひとりだということを除いては。

あなたならどうする？　ひとりでいることって、そんなに悲惨だろうか？　ひとりでいると落ち着かなかったり、苦痛に感じることさえある。私たちはなんとかしてこういう状況になるのを避けようとして、ラジオ、テレビ、音楽で気を紛らわせたり、ドラッグや酒やタバコのような習慣に手を染めたりもする。「ただ存在する」以外のことになら何にでも。**自分と向き合うことはもっとも苦しいことだから。**

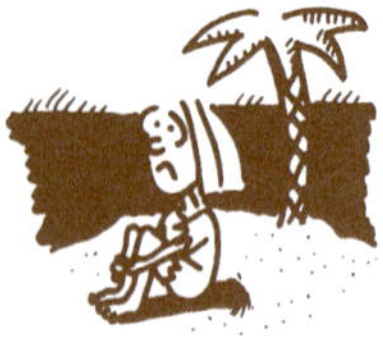

1日目

2日目

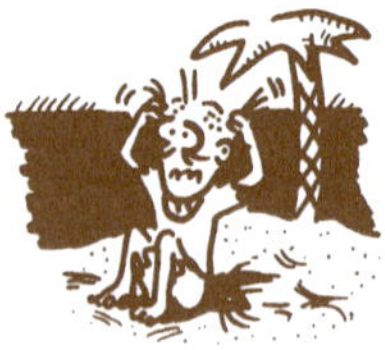

3日目

あなたは、ただ心安らかに自分自身が
自然体で存在する方法を見つけなければならない。
いちばんの基本である自分自身との関係を
見つめることがこわかったり、退屈でたまらないとしたら、
どうして他の人に近づけるだろうか。

このテストをやってみよう

電話線を引き抜き、テレビを消し、
ドアを閉めて鍵をかける。椅子に座って目を閉じる。
10分間、自分のために使う。
1日の中で、10分間だけすべてのことを
やめて、「ただ存在する」。
あなたの頭の中にどんな考えがよぎるだろうか？

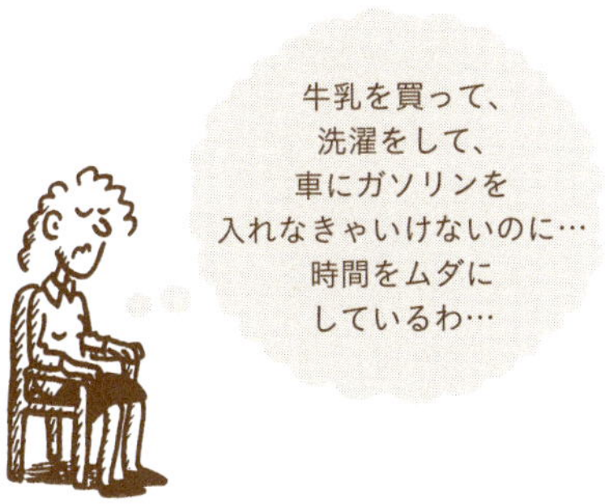
牛乳を買って、
洗濯をして、
車にガソリンを
入れなきゃいけないのに…
時間をムダに
しているわ…

落ち着かず、退屈で、後ろめたさを感じる？
何か他のことをすべきなのに、とか、
時間をムダにしている、と感じる？
もしそうだったら、それこそ考えなければいけない。
どんな感情が湧き起こってきているか？
こうしていることの何が落ち着かないのか？
こうして休んでいることをやめさせようとするのは何？
どうして？　今大切なのは何だろう？

5
誓約

あなたはどれくらいの時間「あいつ」のことを考え、
エネルギーを注いで過ごしているだろうか？
もし、それと同じだけの時間とエネルギーを「私は自由だ！」と
考えたらどうなると思う？

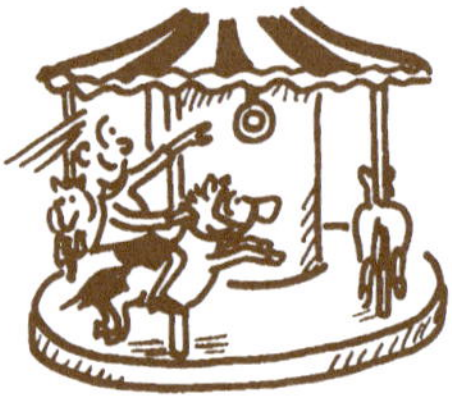

「自分は『あいつ』から離れられない」と
信じているのと同じくらいの強さで、
「『あいつ』から自由になった」と信じてみたら。
起こらないと自分で**強く信じたら**、
あなたは二度とパニック発作におそわれることはない。
もし私がそう**保証**したらどんな気分？
ほっとする？ それとも少しこわい？
もし自分が気持ちよくいられることへの誓約を
することができたら、何が起こるだろう。

あなたは**自分にとって**
最善のものだけを選ぶようになる。
そのために、あなたは本当に
以下のようなことをする覚悟が
できているだろうか…

★いつも自分に対して親切でやさしく
愛情のこもった態度で接する。

★自分を支えてくれる考えだけを受け入れ、
自分の邪魔をする考えは拒否することを選ぶ。

★自分が達成したことについては認め、
まちがいを許す。

★それを達成するためにどんな決意、
変化、行動が必要だったとしても、
自分が幸せになることを禁じない。

★不安から解き放たれている自分を
全身全霊で信じる。

以上の覚悟ができているのなら、
あなたは回復できると誓約したということ。
本気の誓いをたてて初めてものごとは起こり始める。
勇気、忍耐、決断力などあなたが必要としているものは、
この強くゆるぎない信念の結果として生じる。

あなたの「病気」ではなく「健全さ」を信じよう。

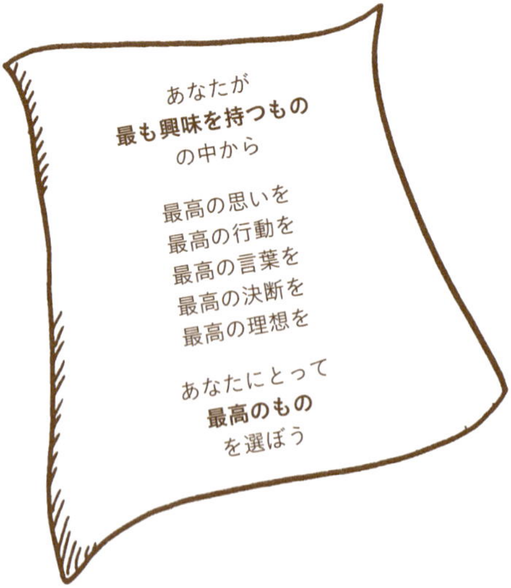
あなたが
最も興味を持つもの
の中から
最高の思いを
最高の行動を
最高の言葉を
最高の決断を
最高の理想を
あなたにとって
最高のもの
を選ぼう

2

「あいつ」退治

IT Busters

では、「あいつ」から自由になるためには
どうしたらいいのだろうか?

自己愛

勝者になる

前向きな選択

ただ存在する

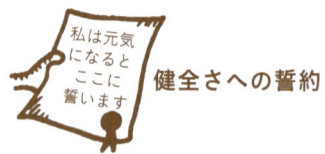

健全さへの誓約

そのためにはどうする?

そう、「あいつ」退治!

1

「あいつ」のテープを再プログラミングする

前著『パニック障害なんてこわくない！』では、
あなたの頭の中で「おまえは欠点だらけの人間だ」と
繰り返し告げている「あいつ」のメッセージに
(a) 気づき、(b) 挑戦し、(c) それを理性的に排除するという
作業をやった。「あいつ」のテープはひどいものだった。

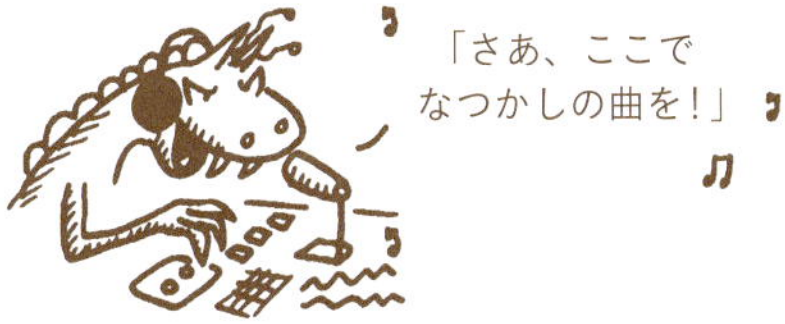
「さあ、ここで
なつかしの曲を！」

あなたはこれに挑戦し、変えて、
よりよい選択をしようと一生懸命がんばってきた。

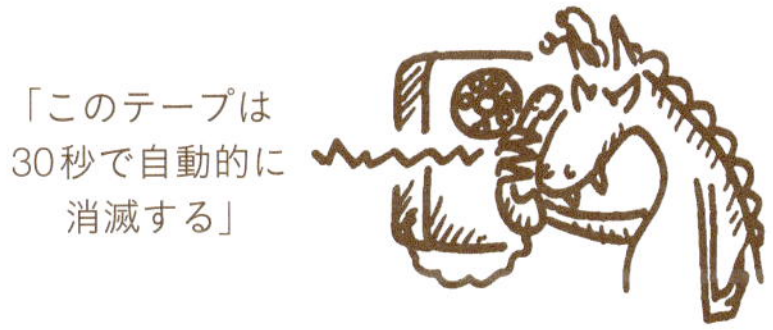
「このテープは
30秒で自動的に
消滅する」

あとほんの少し
ポジティブに洗脳するだけで、
もう悩まされずにすむ!

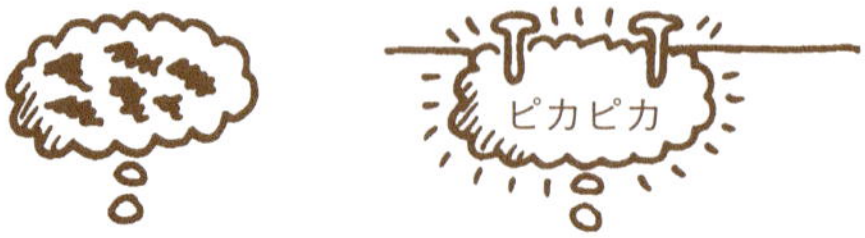

私たちはひとつの思考パターンに陥ると、
それにとらわれてしまう。
馴染んでいるから、つい同じパターンにとどまってしまう。
でも、使い古した習慣に変わる、
新しい健康的な習慣を開拓しないかぎり、
簡単に後ろへともどっていってしまう。

何かが擦り切れてしまったとき、あなたはどうする?

捨ててしまうこともできるけれど、
「あいつ」は何かに役立つかもしれない
（それについては後で見てみよう）。

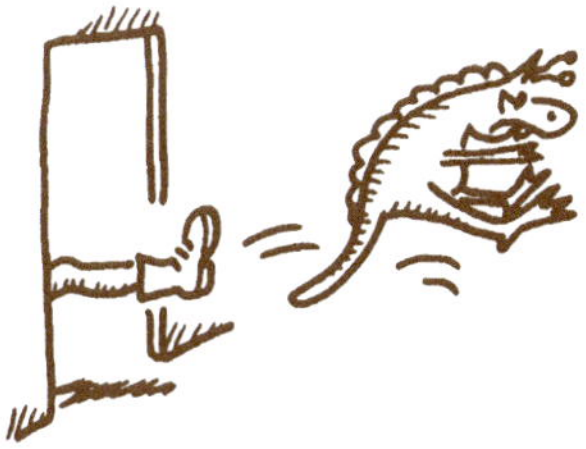

それとも

今の環境にやさしい社会では、
昔の習慣（この場合、昔の心のテープ）を
邪魔になるものではなく、何か役立つものへと

リフレッシュして、新品同様に
リサイクルすることもできるかも。

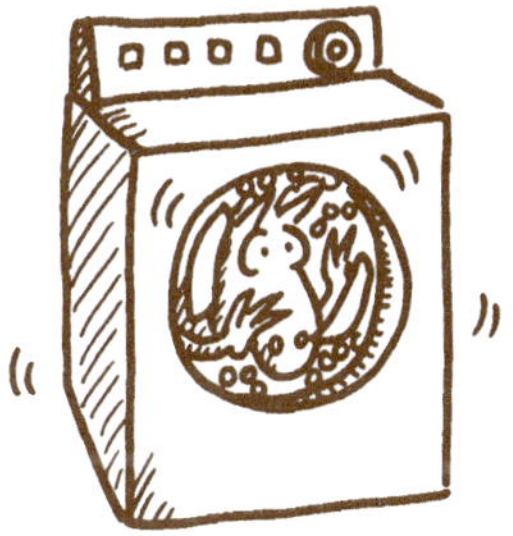

「あいつ」のテープを目に見えるように
プリントアウトしたところを思い描いてみよう。
今のところ、それはこんなふうに見えるかもしれない。

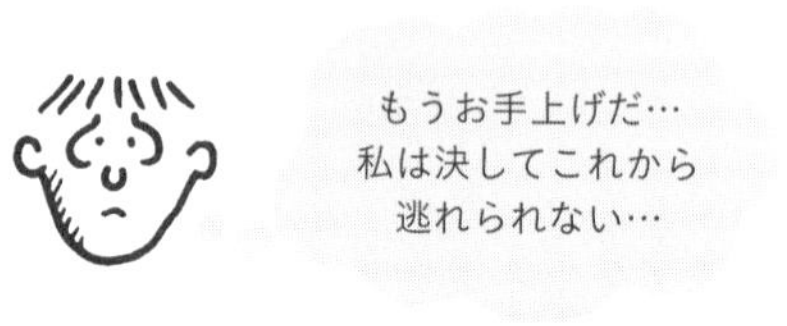
もうお手上げだ…
私は決してこれから
逃れられない…

こういうことをしょっちゅう自分に
言い聞かせていたら、心の中に植えつけられて
それが真実になってしまう。
ここで必要なのは、あなたに新しい考え方を
提供してくれる修正メッセージだ。
メッセージを変えるには二つのやり方がある。

アファメーション

これがアファメーション

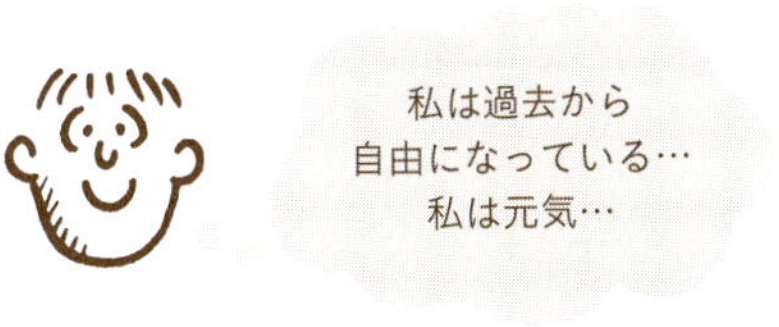

アファメーションとは、あなたを支え、
ポジティブなイメージを根付かせ、
今の状況を教えてくれるメッセージのこと。
アファメーションを定期的に思い返すことで、
ネガティブな習慣や態度を新しいポジティブなものに
変えることができる。
最終的には、あなたの心はこれが
あなたの新しい真実だという
メッセージを受け取るようになる。

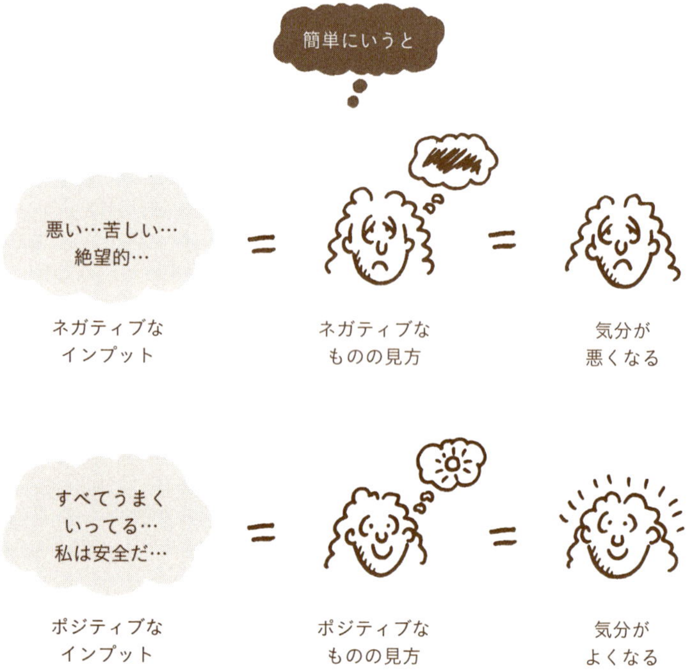
簡単にいうと
悪い…苦しい…
絶望的…
ネガティブな
インプット
ネガティブな
ものの見方
気分が
悪くなる
すべてうまく
いってる…
私は安全だ…
ポジティブな
インプット
ポジティブな
ものの見方
気分が
よくなる

忘れないで。
あなたは選べるということを。

アファメーションを使って
最大の成果をあげよう。

繰り返し

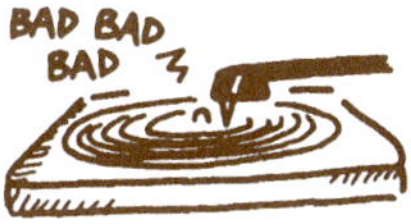

昔は苦痛を伴うメッセージが、
壊れたレコードのように何度も何度も聞こえていたのでは？
だから、新しい信念を根付かせるためには、
やはりかなりの時間をかけて、繰り返し聞く必要がある。
アファメーションなんて効かないという人の多くは、
たった1回か2回試しただけで奇跡を期待している。

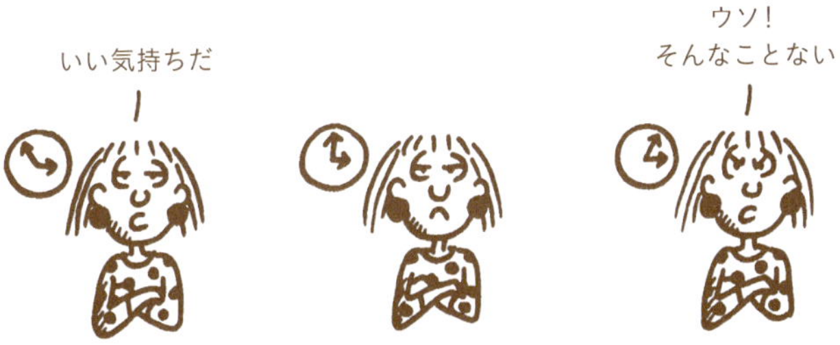

習慣を変えるには時間がかかる。

たとえば

あなたはふだんマニュアル車を運転しているとしよう。
そのあなたがオートマチック車を買った。
そこにはもうクラッチがないのだと気づく前に、
何回足がクラッチを踏もうとしただろうか?

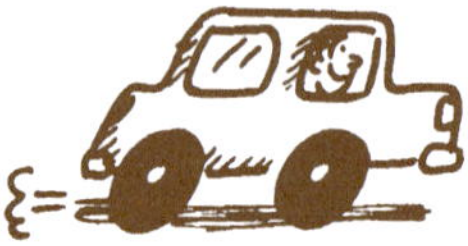

クラッチがないことは知っているのに、
それでも習慣で反応してしまうのだ。
それでも最終的には、
クラッチがあることなど忘れてしまう…
マニュアル車を再び運転するまでは。

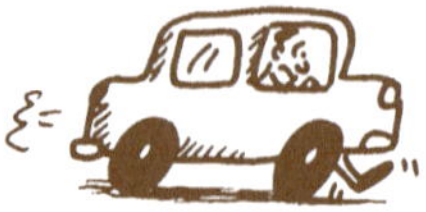

あなたの考えを再プログラミングするのも同じこと。
ポジティブな考え方が自動的に出てくるようになるまで、
定期的にしょっちゅう、
意識を集中して練習する必要がある。

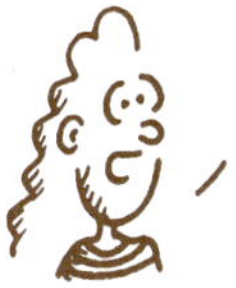

「結果が見えてくるまで
どれくらいかかるの?」

10分から15分のアファメーションを毎日規則的にやれば、
2〜3ヶ月で効果が実感できるはず。
でもそれもまじめにやったら、のはなし。

アファメーションを額に入れる

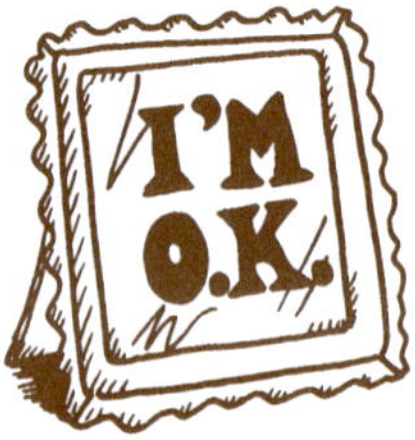

ちょっとでもネガティブな気配がしただけで
「あいつ」はおそいかかってくる。
だから、アファメーションは
ポジティブな言葉で
表現するのがいちばん。

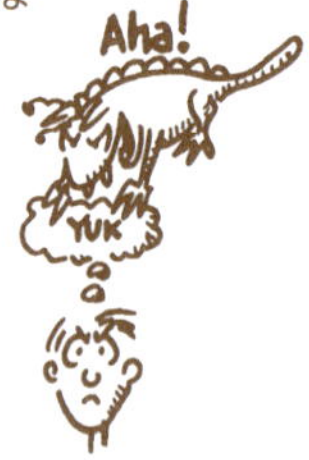

つまり、

「私はこわくない」

ではなく

「私は穏やかな気持ちだ」

と言ってみよう。

また、アファメーションは「**私は〜だろう**」ではなく
「**私は〜だ**」のように現在形で言うのがいちばんいい。
かすかな希望ではなく、あなた自身についての
新しい信念を公言しているのだから。
アファメーションは自信を持って口にするほど、
結果はよくなる。
力強く、はっきりとした表明のほうが、
気まぐれなお願いよりも
潜在意識にずっと強く働きかける。

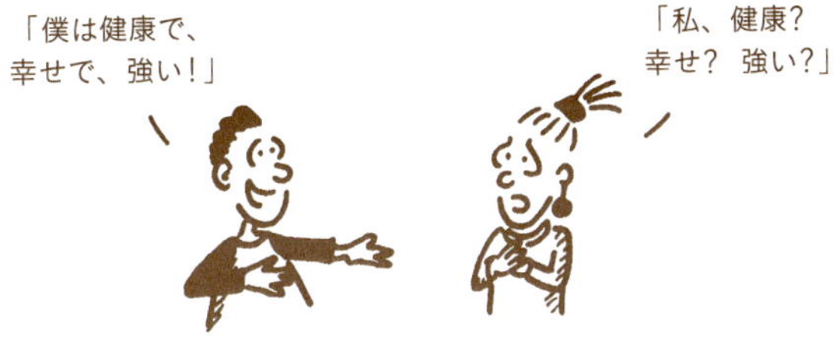

「僕は健康で、幸せで、強い！」
「私、健康？ 幸せ？ 強い？」

自分が言っていることを
信じ込めるまで続けよう。

☆他のアイデア

1

自分のアファメーションを
録音し、毎晩寝る前、
あるいは毎朝
1日を始める前に流す。

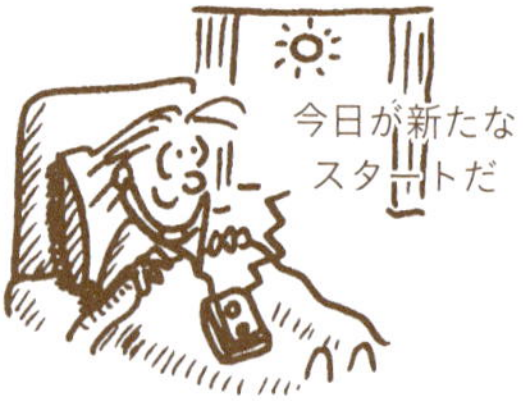

2

アファメーションをカードに書いて、
それをあなたが1日に何度も見る
場所に置いておく。
書かれているメッセージに集中し、
それを自分の中に取り込むのを
忘れないように。

アファメーションなんてよくある決まり文句にすぎない、
と思う人もいるかもしれない。
「今日はこれからの人生の最初の日」などという言い方に、
「サムい」と思う人もいるかもしれない。
私たちはとてもシニカルになってきているから。

でもこれがどういう意味を持つかを考えてほしい。
皮肉な考え方はものごとを壊すばかりで、何も築かない。
大切なのは効果。
あなたが今よりいい気持ちでいることが大切。
そういうつもりで使えば、アファメーションは強力な道具だ。

いろいろなアファメーション

私の世界ではすべてがうまくいっている。

私は愛されているし、愛にあふれているし、愛すべき人間だ。

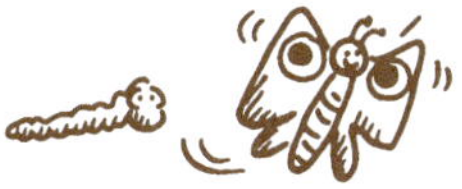

私が変化し成長しても安全だ。

私は過去から自由であり、未来を歓迎する。

私は自分とも他の人とも人生とも穏やかで安定した関係でいられる。

あるいは、あなた自身の言葉で独自の
アファメーションを作ることもできる。
外見、依存症、お金、愛、何にでも使える！

あなたならできる！

（これもアファメーション）

視覚化

視覚化はあなたに新しい脚本を提供するという
意味ではアファメーションのようなものだ。
ただ今回は、あなたが脚本、監督、主演、
そして観客を務めることになる。
アファメーションのように、
視覚化も長期間定期的に行なうともっとも効果があるが、
1回限りでも役に立つ。
大事なのは確信を持って行なうこと。
そこで起こるものごとを、ただの白昼夢ではなく
現実として思い描くこと。
あなたにとっての現実とすること。

視覚化の行ない方

1
リラクゼーション映画

リラックスするために、目を閉じ、
自分が安全で静かな場所にいると想像する。
頭の中でこの場所の心地よさそうなところを思い描く。
色、光と影、音、匂いなどできるだけ詳しく
その場所について思い浮かべる。手を伸ばして
まわりにあるものを触ってみよう。あなたが平和で
いられる安全で静かな安息の地を作り出すのだ。

たとえば

海岸に寝そべって太陽の暖かさを**感じ**
（日焼け止めもちゃんと塗っているから、20分はだいじょうぶ）
打ち寄せる波の音を**聞き**、指の下にある砂を**触って**いる。

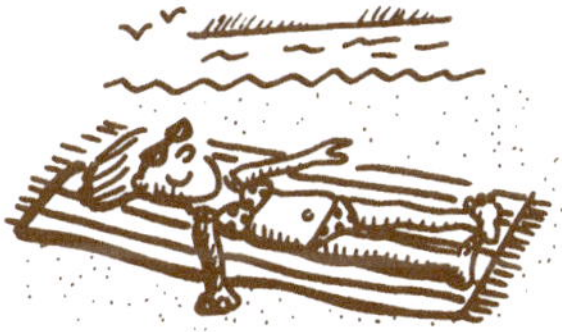

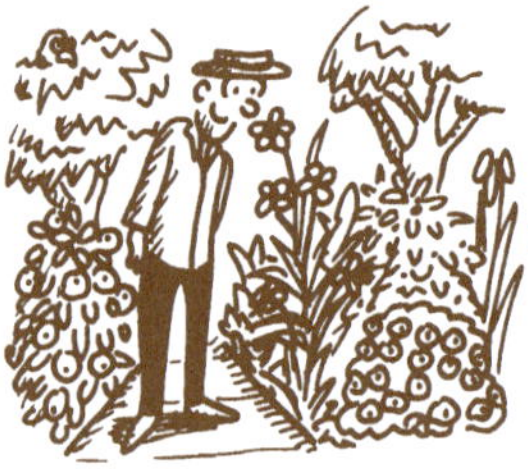

庭を歩きながら
いい香りを**嗅ぎ**、
さまざまな色を**見て**
平和にどっぷり**浸かって**いる。

滝のそばにすわって、
滝の音に**耳を澄ませ**、
水が流れていくさまを**見て**、
澄み切った新鮮な水を
味わっている。

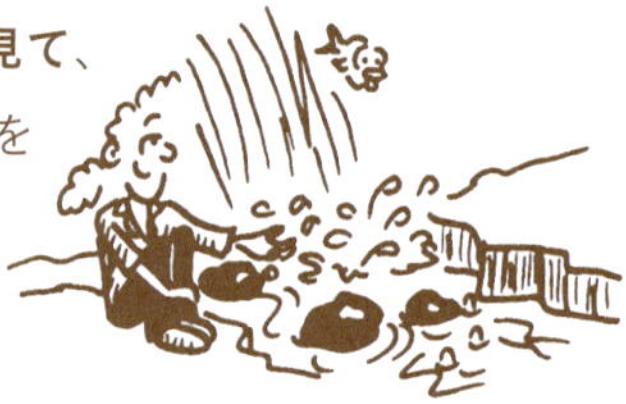

青いプールに漂い、
水に支えられているのを**感じ**、
遠くの音を**耳にし**、
漂うことに**身をまかせて**いる。

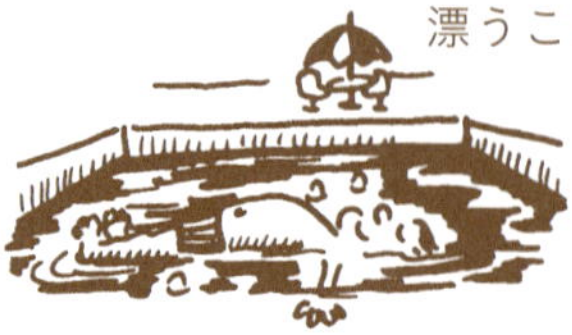

ここはあなたの聖域。
不快なもの、イヤなもの、つらいものは
何もここには入ってこられない。
ここは保護シールドに囲まれていて、
あなたの平和を邪魔するものはすべて
このシールドにはじき返されてしまう。

この映画の監督はあなたなので、
あなたには自分の想像力を羽ばたかせる自由がある。

（A）場所
（B）長さ
（C）照明
（D）特殊効果
（E）続編

これらすべてをあなたが
コントロールする。

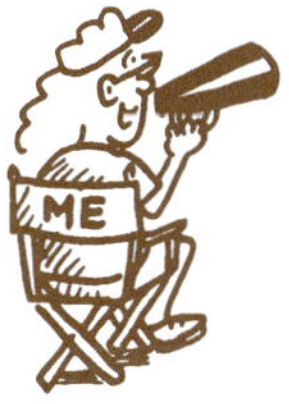

あなたが主役で、あなたが演じる役柄が完璧な場所で
平和と静けさと安心を見出すことができるかぎり
いつまで続けてもいい。
なんてステキなんだろう！

特殊効果には3Dを入れてもいい。
次のような小道具も使ってみよう。
庭のシーンには（ラベンダー、ローズ、
ジャスミンなどの）アロマオイル。
海辺のシーンには日焼けローションを。
ほら、効きそうでしょ！

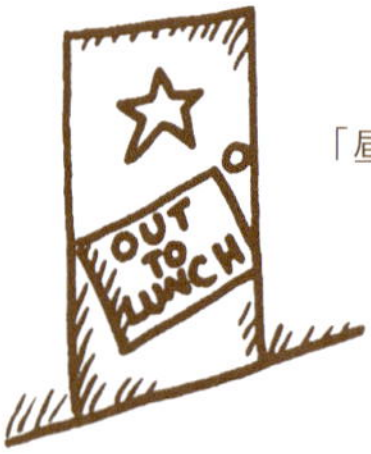

「昼食に出かけて
不在です」

それから音楽も役に立つ。
いろいろなリラクゼーション・テープが入手できる。
小鳥の鳴き声、せせらぎの音、海の波の音などの
自然の音が聞けるものもある。

2
映画「私にはできる」

今回はアクション映画だ。
ここでも、あなたが監督、プロデューサー、主演で、
キャストもあなたが決める。
現実の生活の状況を舞台に設定することもできる。
それから、あなたが脚本も書くってことを忘れないで！

主なシーンとともに二つの例を見てみよう。
残りはあなたが考えてほしい。
映画ではできるだけ細部まで描くことを忘れないこと。
時間をたっぷりかけて、
現実感をもたせよう。

脚本その1
むずかしい面接

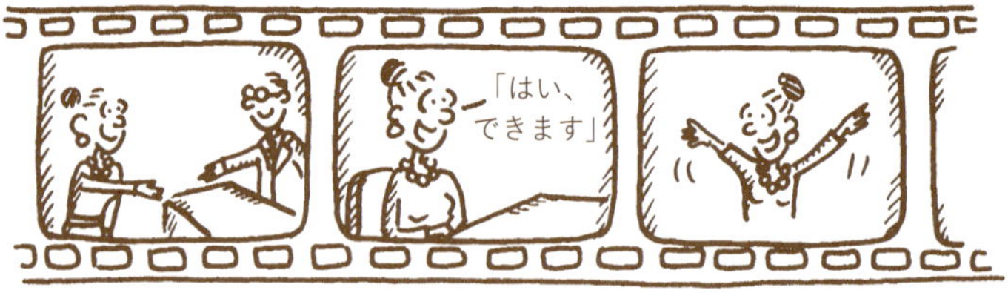

オープニング・シーン

自信を持って
微笑みながら
魅力的な態度で
面接官に近づいていく。

クライマックス

自信を持って、
リラックスし、
有能そうな態度で
すべての質問に
たやすく答える。

フィナーレ

仕事を得る！

脚本その2
「あいつ」との状況

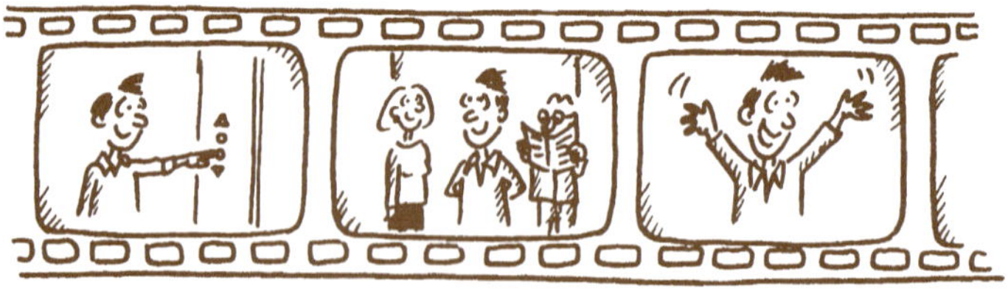

オープニング・シーン

ふだんは閉所恐怖症
ぎみのあなたが
エレベーターに乗り込む。
こわくもなければ、
なんのためらいもなく。

クライマックス

リラックスし
平静な気持ちのまま
20階まで乗る。

フィナーレ

パニック発作なんか
起きなかった！

視覚化を通して実生活での出来事をリハーサルすると、自分が成功したところを実感できるし、自分がどれほどうまく対処できるかを仮に経験することもできる。自分が難しい状況をやすやすと処理しているところを心の目で見ておけば、実生活の状況でももっとリラックスしていられるようになる。
視覚化の中で自信を持ち、ハキハキとしゃべり、リラックスすればするほど、実際の経験での効果が大きくなる。
成功のためのリハーサルが、あなたを成功へと導いてくれる。
私たちはふつうにしていると、失敗のリハーサルばかりやってしまう。すべての恐れや不安はこのリハーサルから来ている。
だから、その逆をやってみようということだ。

だから

あなたのハッピーエンドを書いてみよう。
元気で強くてポジティブで優秀であることを、
自分に許してあげよう。
これはあなたの映画なのだから！
想像の世界には限界はないのだから！

2

心配専用の時間

1日に1時間「心配専用の時間」を割り当てる。この時間に、ふだんは1日中考えてしまう心配ごとや不安を集中させる。これを厳密に守るべし。この指定の時間以外に自分が心配していることに気づいたら、今はそんなことをしている場合ではない、このことは後で「心配専用の時間」に対処すればいい、そのときにはそのことに専念するから、と自分に言い聞かせる。そうしているとその「心配専用の時間」におかしなことが起こってくる。その時間になるとあまり心配したくなくなってくるのだ。

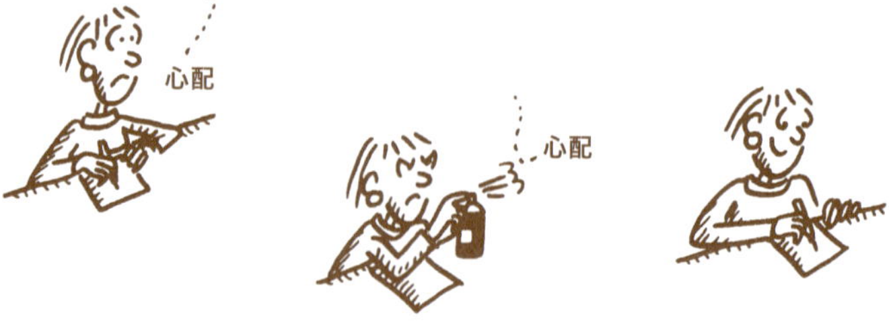

3

メディテーション
（瞑想）

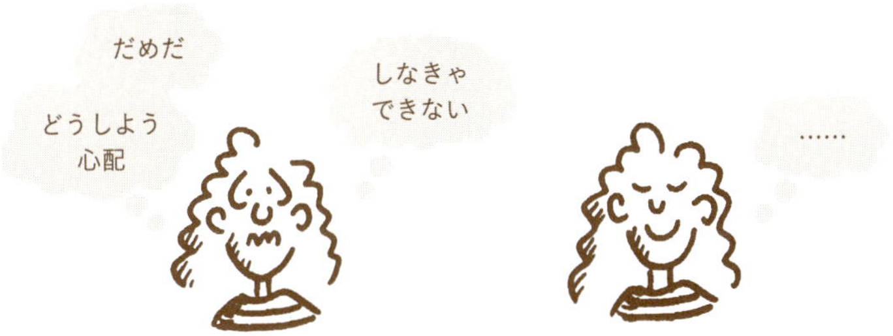

規則的なメディテーションは、自分をより理解し、穏やかな態度を身につけ、ストレスのレベルを下げるうえでとても強力なツールだ。メディテーションが心身の健康にポジティブな影響を与えることには十分な裏づけがあり、特に「あいつ」に苦しめられている人には役に立つ。いくつもの医療施設が、不安神経症や終末期の病気にかかっている人、慢性的な痛みに苦しんでいる人などのためのメディテーション・プログラムを導入している。

私たちも日常的にこれを行なっている。いわゆる「スイッチを切った」ときに起こるのがそれだ。「物思いにふける」という言葉もそれに当たる。

この状態になると、心配事や絶え間ない不安と自分との間に距離を置くことができる。そうなると、心は本当に休むことができるし、当然身体も休まる。
こういう状態になると、自信が出てくる。リラックスすることで恐れをコントロールでき、物事の本質を見抜く力が自然と出てくるので、静かに問題の解決策へと到達することができるとわかっているからだ。
ウトウトしながら自由に空想にふけるのも一種のメディテーションだ。メディテーションはいつでも、誰にでもできる自然で簡単なもの。
メディテーションについては6章で詳しく考える。

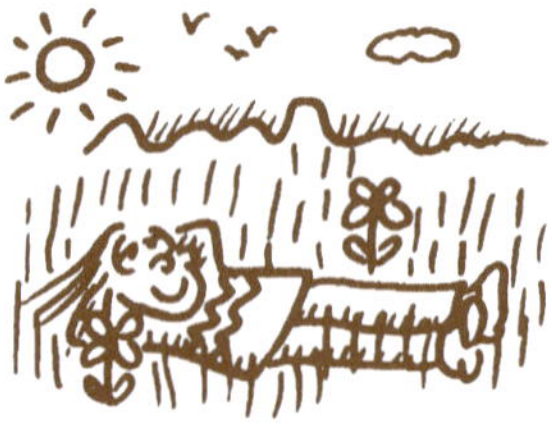

4

今、どうするか

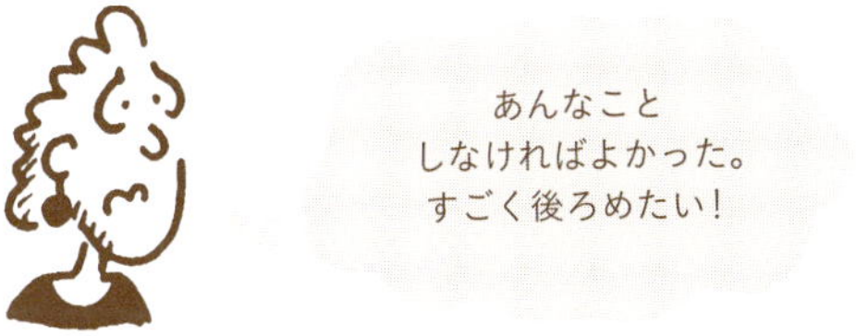
あんなこと
しなければよかった。
すごく後ろめたい！

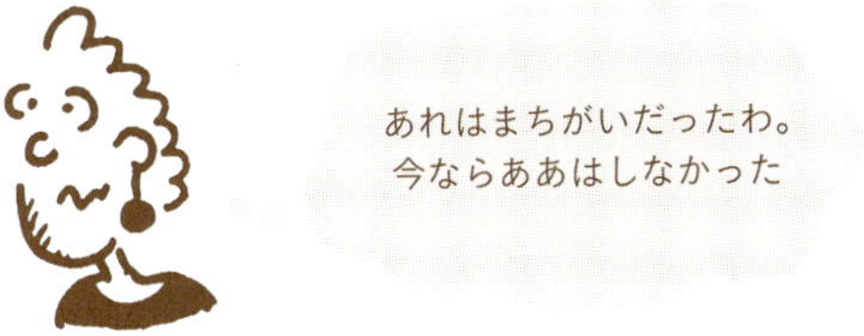
あれはまちがいだったわ。
今ならああはしなかった

過去は変えられない。あなたに変えられるのは、現在から過去をどう見るかということ。
あなたの過去は確かにみじめだったかもしれない。でも、それ以来あなたは何回自分につらくあたってきただろうか？　一度も挑戦しなかったら、まちがいをおかさなかったら、新しいことを試してみなかったら、どうして成長したり、何かを学んだりできるだろうか？

前に進んで、まちがいをおかせばいい。みんなそうしているのだから。失敗して、それから**手放せばいい**のだ。

もし困った状況に取り組まなくてもよかったのなら、何も学べなかったはず。自分を大目に見てあげよう。初めてだったから、それを正しく理解するのに必要な知識も経験も持ち合わせていなかったのかもしれない。でも、まちがいをおかした今は、その知識も経験もある！

過去にかかわった人たちも、同じように知識や経験がなかったのかもしれない。だから、**その人たちを許してあげよう**。これで、恨みを抱く気持ちが少しはやわらいだだろうか？

今まで一度も喪失や痛みや拒絶を味わったことのない
人のことを思い描いてみよう。
その人はこんなのっぺらぼうに見えるのでは？
すべての経験と同じく、
過去もあなたの
選び方次第で、どんなふうにも
見ることができる。

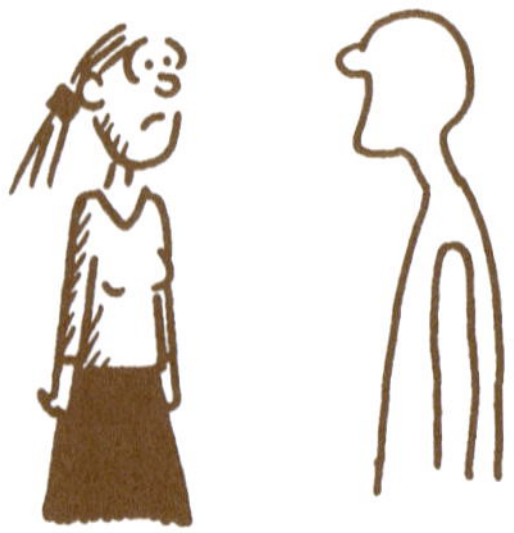

未来のことはわからない。
だったら自分の好きなように想像したほうがいい。
だって、どうなるか誰にもわからないのだから。
今日何かを失ったのは、
将来もっといいものを得るために道を
掃除したということかもしれない。

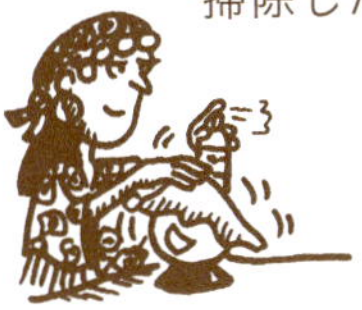

ところで、将来を視覚化して想像するとき、どんなふうに考えるだろうか? この男性(女性)が自分にとってただ一人の人だとどうして確信が持てるだろうか? この仕事が自分にとっての最高の仕事だと?
ここでしばらく視覚化のところにもどってみよう。ここからあなたの未来についての映画を好きなように創ってみよう。あなたが失ったものを嘆き悲しんでいるところが見えてきた。それから、あなたは身体のホコリを払い、あたりを見回す。するとまったく新しい次のものが現れてきたのが見える。おそらく最終的には、この変化は(配偶者とか仕事とかの)外的要因とは何の関係もないのかもしれない。それはひょっとしたらあなたがよりよい未来を作るために使える、あなた自身について発見した何か大事なものなのかも。たとえば、「強さ」や「人を許すこと」や「思いやり」といったようなことかもしれない。

今現在にとどまろう。

そのことだけを考えよう。

「あのとき、
ああしていれば、
こうしていれば」

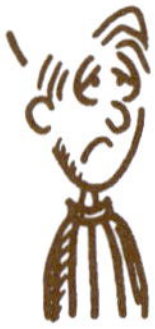

ほとんどの怒り、悲しみ、後悔は昔の傷の蒸し返しにすぎない。
たとえそれが1時間前のことであっても。

ほとんどの恐れは未来の予測に基づいている。
そんなことは決して起こらないかもしれないのに！

「もし○○だったら
どうしよう?」

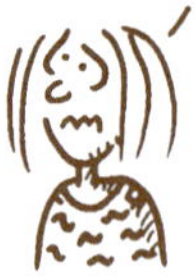

そんなことをしていちばん影響を受けるのは誰?

あなた！

5

核戦争理論

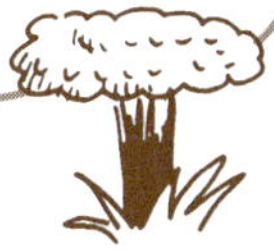

核戦争と聞いて、どんな絵が思い浮かぶだろうか？　死、破壊、全滅？　生きとし生けるものすべての終わり？　これ以上悪いことを想像することはできない。それなのに、私たちのほとんどは、こういう最悪の事態の中に、約束した時間に遅れるなどというものをつけ加えることがある。

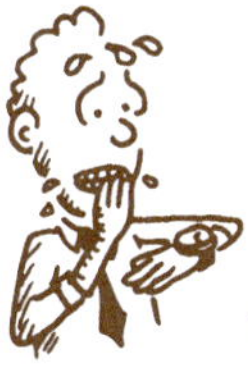

もしお客さまが遅れたら、
もし夕食が焦げてしまったら、
もし車が故障したら…
仮に何か悪いことが起こったら、
自分にこの言い古された質問をしてみよう。

それで世界が終わるというの？
と。

要は、それをどうとらえるかは、あなたの選び方次第ということ。
もしある出来事を本当にひどいことだと**思ったら**、
そういう気持ちになってしまう。

たとえば

夕食が焦げてしまったとしよう。

A

その夜の間中ふてくされたり、
気まずい顔をして、
みんなを不愉快な気分にさせる。

それとも…

B

冗談を言って、ピザを注文し、
その夜を楽しむ。
あなたのユーモアで
みんなもリラックス。

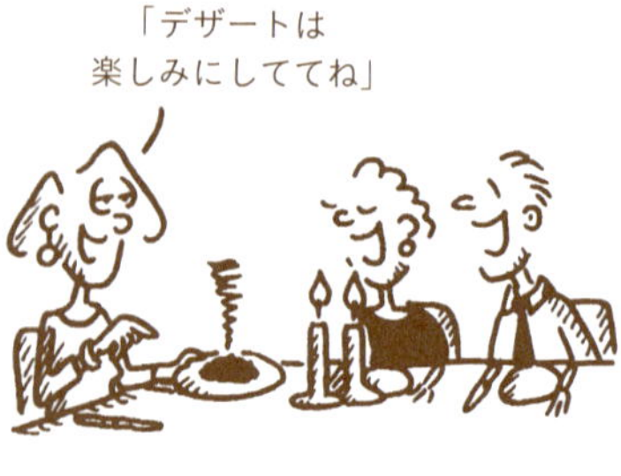

自分に
聞いてみよう

本当に**大切**なものは何か?

友達と一緒にいることなのか、

コルドン・ブルーの料理法なのか?

起きてしまったことは起きてしまったこと。

リラックスして。

そんなことは
たいしたことでは
ないのだから。

6

手放す

私たちが大きなストレスを感じるのは、
結果や理想に**こだわり**すぎるから、という場合が多い。
なかでもいちばん有害なのは「～べき、～はず」という言葉。

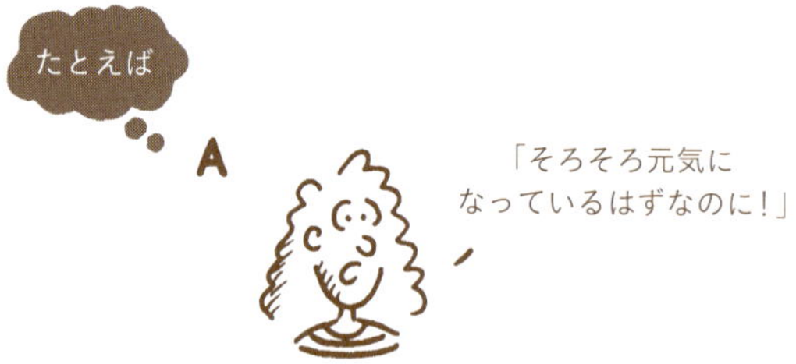
たとえば
A
「そろそろ元気に
なっているはずなのに！」

何を基準にそういうことを言うのだろうか？
今元気でなかったら、元気ではないのだ。
腕まくりをして。
明らかに**今**やることはもっとある！

B

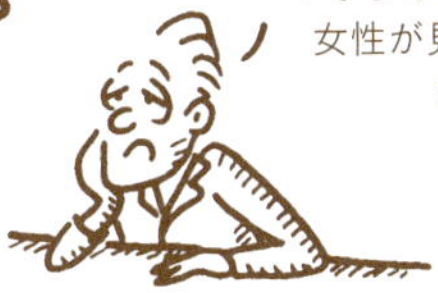

「そろそろぼくにぴったりの
女性が見つかっていいはず
なんだけど」

そんなこと言ったって、見つかってないんでしょ。
だったら、今はいい気分でいられることに
集中する必要があるのかも。

C

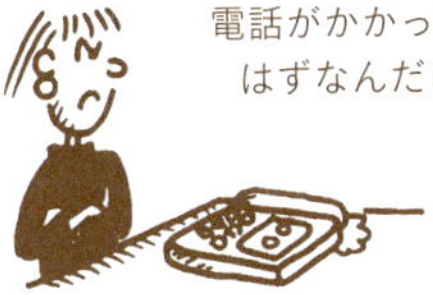

「そろそろ彼から
電話がかかってくる
はずなんだけど」

どうして?
彼は電話をするはず、とあなたが決めたから?
彼から電話がなかったのなら、なかったのだ。
だからといって彼が電話をしたくないというわけでは
ないけれど、それもありえる。
いろいろ想像しても動揺するだけ。思いを手放そう。

ものごとがある方向にいくことを期待すると、
そのとおりにならなかったらガッカリしてしまう。
計画に柔軟性を持たせてみてはどうだろう?
期待を手放してみては?

新たな目で見てみよう

A

「そうなるまでにはそれなりの
時間がかかるんだと思うわ。
いつ、いつ、って思うと、
進行していることが
止まってしまう」

B

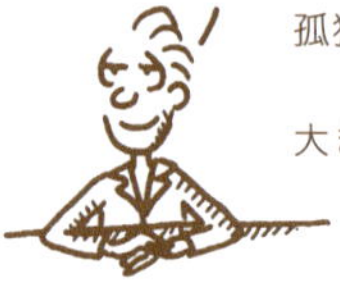

「そうだな、
自分のことを寂しいとも
孤独だともいえるな。
その二つには
大きな差があるけど」

C

「出かけよう。
もし彼が電話をしてきても、
留守電があるし。
その間に私は
楽しんじゃおう」

柔軟になろう。

手放すことで、まったく新しい、
これまでよりもずっといい経験への道が
開けるかもしれない。

7
ごほうびに目を向ける

私たちはたいてい何かを達成したいと思ったら、
それを得るために何かを犠牲にする覚悟をしてきた。

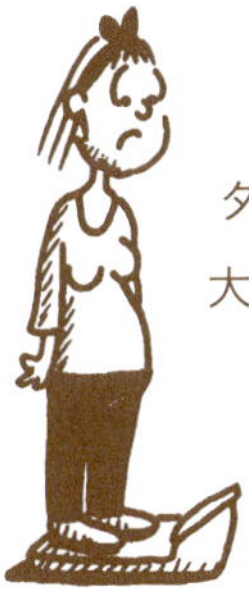

ダイエットしたいと思ったら、
大好きな食べ物をあきらめる
覚悟をしたはず。

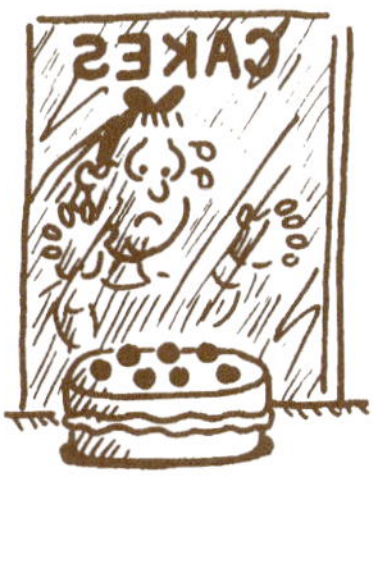

言いかえれば、
減量はあなたの今の不愉快さを上回る報酬を
約束してくれたわけだ。
本来の自分に戻ることを目標とし、
その目標を達成することだけに照準を合わせていたら、
現在ある問題も目的のための手段としか見えなくなるだろう。
仏教の教えにこういうのがある。
「光に集中すれば、闇は消えてなくなる」、
これは悪いほうのことについては何もする必要がない、
という意味だ。
すべての注意を「大丈夫な状態」のほうにだけ
向けていれば、「大丈夫ではない状態」は存在しなくなる！

こういう言葉もある。
「注意のいくところに、エネルギーは流れる」、
あなたが集中するところにエネルギーも集中する、
ということだ。

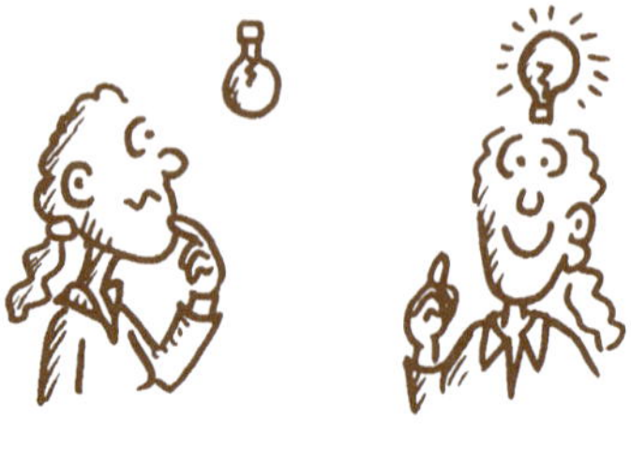

あなたが恐れや苦痛、怒りに
意識を集中させているとしたら、
どれほどエネルギーをムダにしていることだろうか。

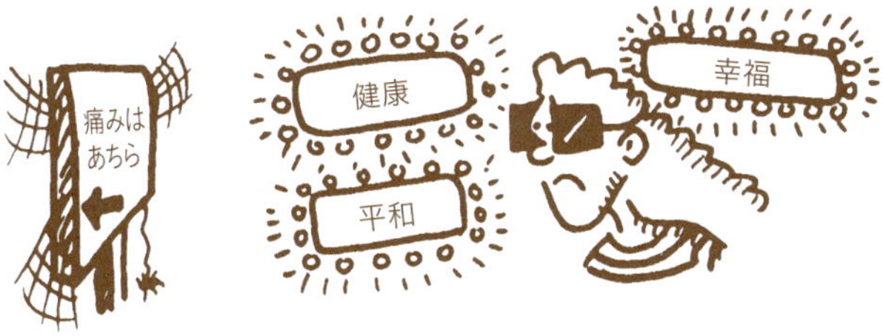

何かを達成することにだけ
集中するようにしよう。
エネルギーをすべてそこに注ぐようにすれば、
勇気も、熱心さも、適切な援助も、必要な知識も、
次々と出てくる。
これまでは恐れがあなたを目隠ししていたので、
それが見えなかっただけ。
手を伸ばして、それをつかもう！

8
言葉に気をつける

言葉は感情をたきつける燃料だ。
そして、あなたがここまで進歩してきたのは、
あなたが自分に語りかけていることに
取り組んできたからだ。
だけど、この言葉の問題はもっと注目に値する。

この言葉を見てみよう

パワー

では、この言葉も見てみよう

恐れ

そして最後にこの言葉

愛

これら三つの言葉はたいへん強い。
このそれぞれの言葉があなたをどんな**気持ち**にさせるか
気づいただろうか？　これらの言葉を読んだときに、
なんらかの感情が刺激されることに気づいただろうか？
前のページにもどって、それぞれの言葉が
あなたの感情にどんな影響を与えるかに
集中しながら、もう一度読んでみよう。

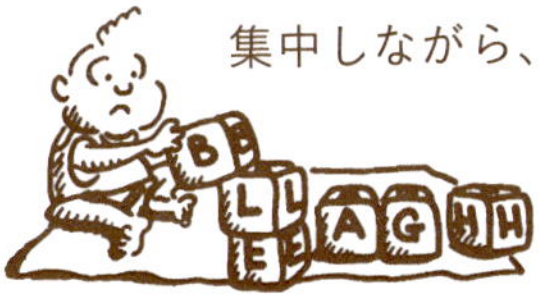

言葉は単なる害のないおもちゃではない。
私たちの信念は言葉に基づいている。
言葉は感情をたきつけるもの。
「あいつ」はあなたが考えたり口にしたりするもの
すべてに聞き耳を立てている。
「あいつ」に何を食べさせるか次第で、
「あいつ」を太らせることもできれば、やせさせることもできる。

だから「あいつ」自身はどちらにでもなれる。

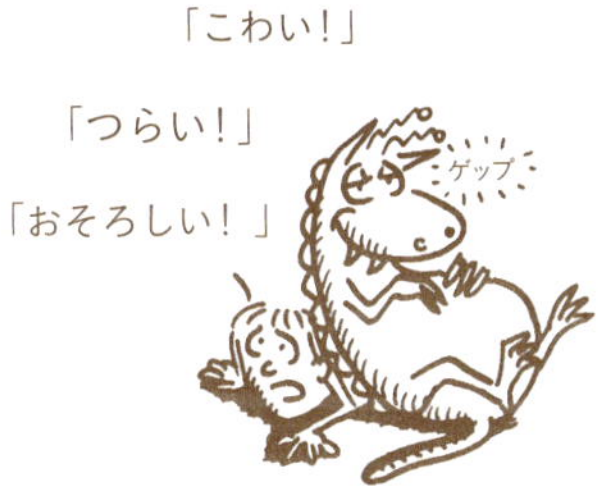
「こわい！」
「つらい！」
「おそろしい！」
ゲップ

あるいは

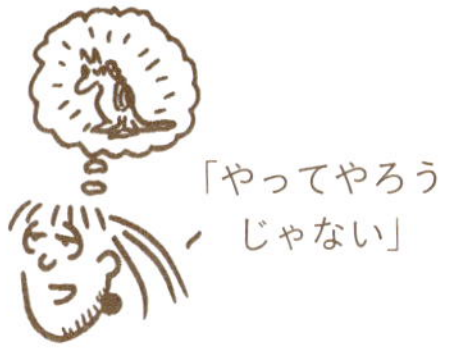
「やってやろう
じゃない」

たとえ最初は自信が持てなくても、とにかくやってみること。
しばらくすると脳がメッセージを受け取って、
あなたが「あいつ」のことを考えても
もっと穏やかな感情を生み出してくれるようになる。
「あいつ」が耳を傾けているのは、あなたの独り言だけではない。
他人を**批判**したり、**皮肉**な態度をとったりしても、
「あいつ」は太っていく。

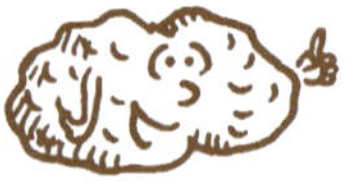

「あいつ」の耳に入るのはネガティブなメッセージだけ。
「あいつ」はそれをガツガツ食べる。
いやみ、こきおろし、他の人をバカにするような冗談まで。
「あいつ」は、あなたが自分に与えるガラクタだろうが、
他人に投げつけるガラクタだろうが、食べてしまう。

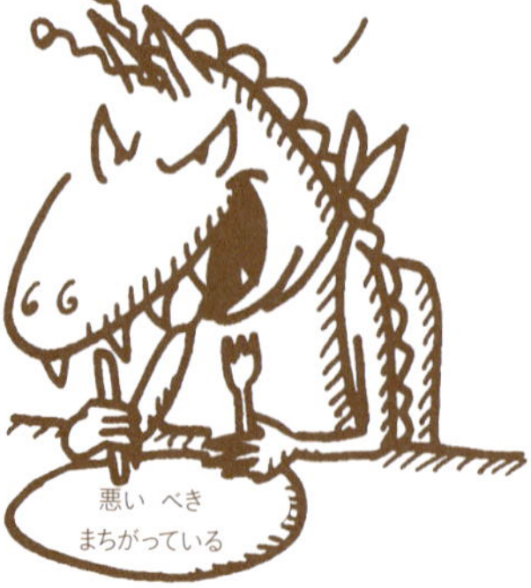

9

責任をとる

これはあなたの人生。
これはあなたの現実。
脚本に書かれていることが気に入らなければ、
変えればいい。

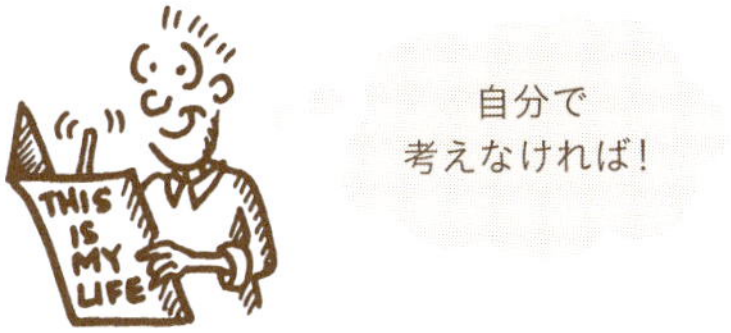

あなたは自分の**考え**、**気持ち**、**行動**、
そして「**あいつ**」に責任がある。

そして

あなたが自分に責任があるように、
他の人も自分自身に責任がある。
だから、他の誰かのために決断を下したり、
彼らの問題を解決しようとしたり、
ましてや彼らを救うことなどは、
あなたの役割でもなければ責任でもない。
もちろん他の人のことを気遣うのはいい。
だけど、彼らが自分なりのやり方で
自分だけの真実を知るのを手伝うという形にとどめておこう。
他の人のために生きるのはやめること。

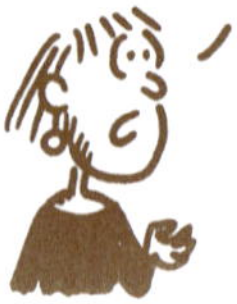

「だけどこわくて
そんなことできないし、
時間がないし、
あの人たちは私を必要としているし、
お金も足りなくて…」

「あいつ」退治を再確認！

1
「あいつ」のテープを再プログラミングする

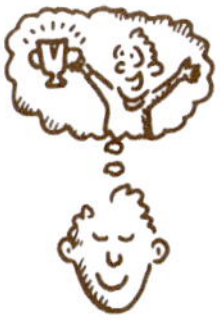

ネガティブなメッセージを
ポジティブなものに変えるために
アファメーションや視覚化を利用する。

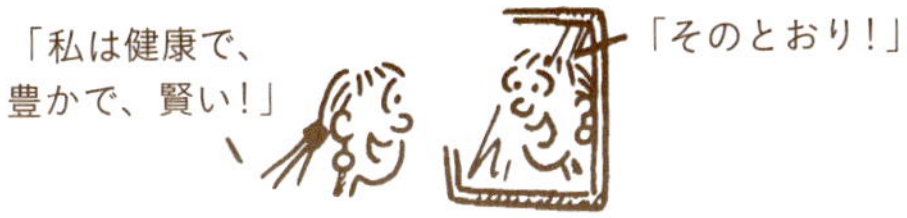

2
心配専用の時間

1日に1時間だけ心配するための
時間を割り当てる。
心配タイム以外の時間には
心配しないこと。

3
メディテーション

規則的なメディテーションで、
リラックスとリフレッシュを。

4
今、どうするか

今、ここに、しっかりと
踏みとどまる。過去は手放し、
未来に心を開く。

5
核戦争理論

日刊ヘンダイ
ショックが拡散

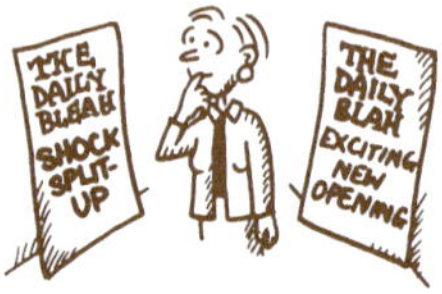

日刊ブジ
刺激的な
新たなる幕開け

6
手放す

柔軟になろう。
変わることに心を開いていれば、
もっと気分がよくなるし、
他の人も気分がよくなる。

「もう！ 私は
動物園に
行きたかったのに！」

「忘れられるわけ
ないだろ？」

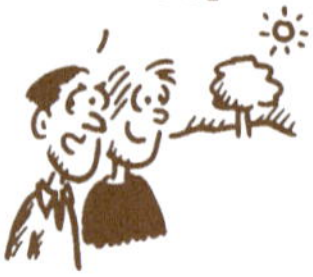

7
ごほうびに目を向ける

そうすれば、
注意のいくところに
エネルギーは流れる。

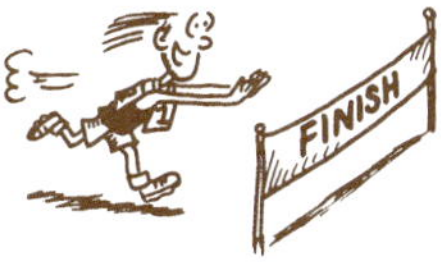

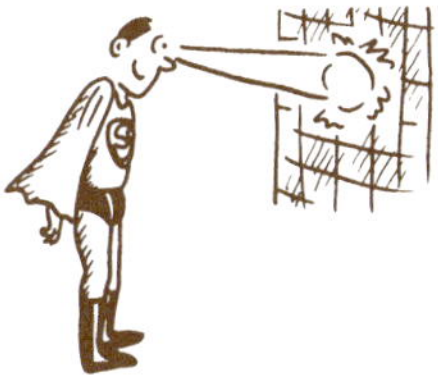

8
言葉に気をつける

自分と他の人を
支えてくれる
言葉だけを選ぶ。

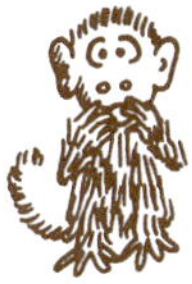

9
責任をとる

これはあなたの人生。

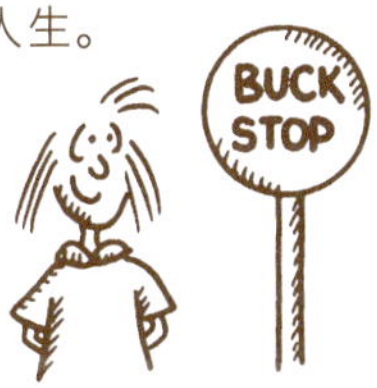

3

「あいつ」の正体

This Is IT

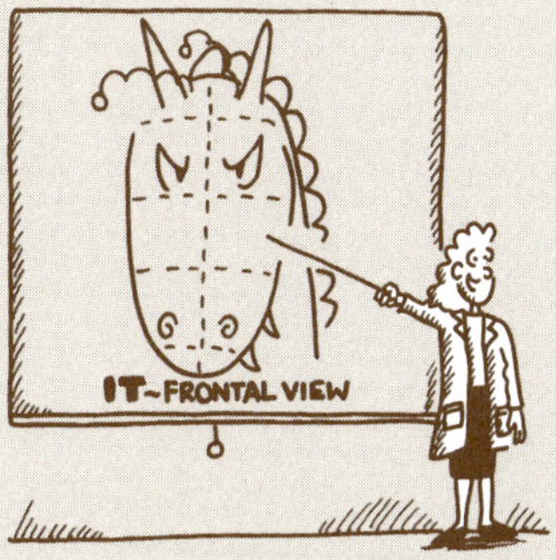

「あいつ」の正体

前著『パニック障害なんてこわくない！』では、
あなたの自分に対するネガティブな思い込みが
「あいつ」を作り上げたことを見てきた。

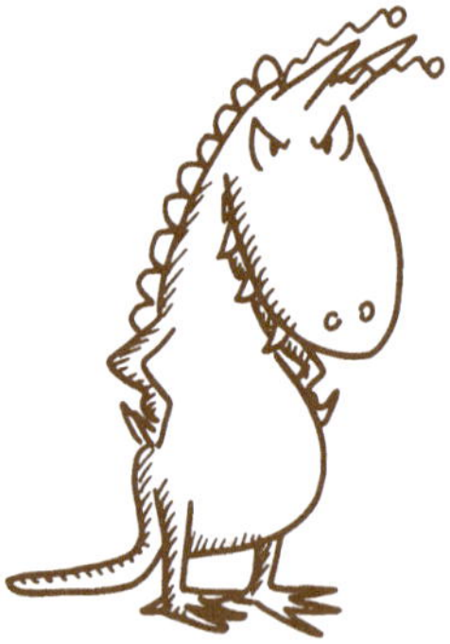

「あいつ」は恐怖の極端なかたち
――つまりパニック発作――の象徴だった。

だけど「あいつ」は恐怖だけではない。
暴れ放題の「あいつ」の従兄弟たちがどんどん進化して、
ついには不安（あるいは人によっては
落ち込み、暴力、薬物依存など）という
化け物にまでなってしまった。
いわば従兄弟たちの成れの果てなのだ。

「あいつ」の従兄弟たちは、毒をまき散らし、
内側にプレッシャーをためこんできた。

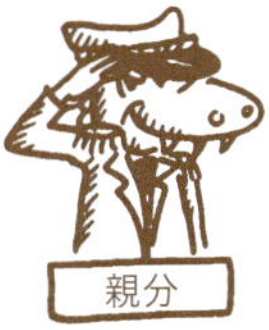

あなたはこれまで色々な瞬間に、
怒り、不快、不幸、落ち着きのなさを感じてきた。
ためこまれたプレッシャーは、火山の内部のように
どんどん大きくなっていく！

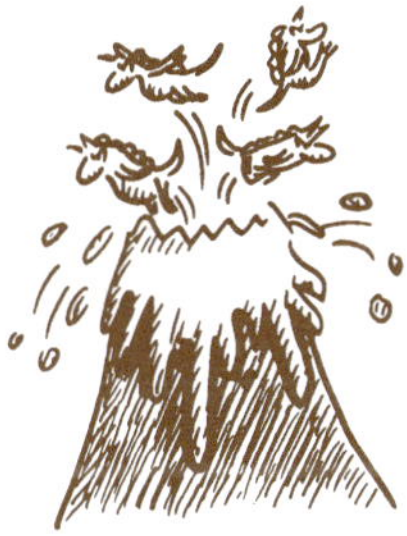

それでは、この「あいつ」の従兄弟たちとは何なのだろう?
これが「あいつ」の家系図。

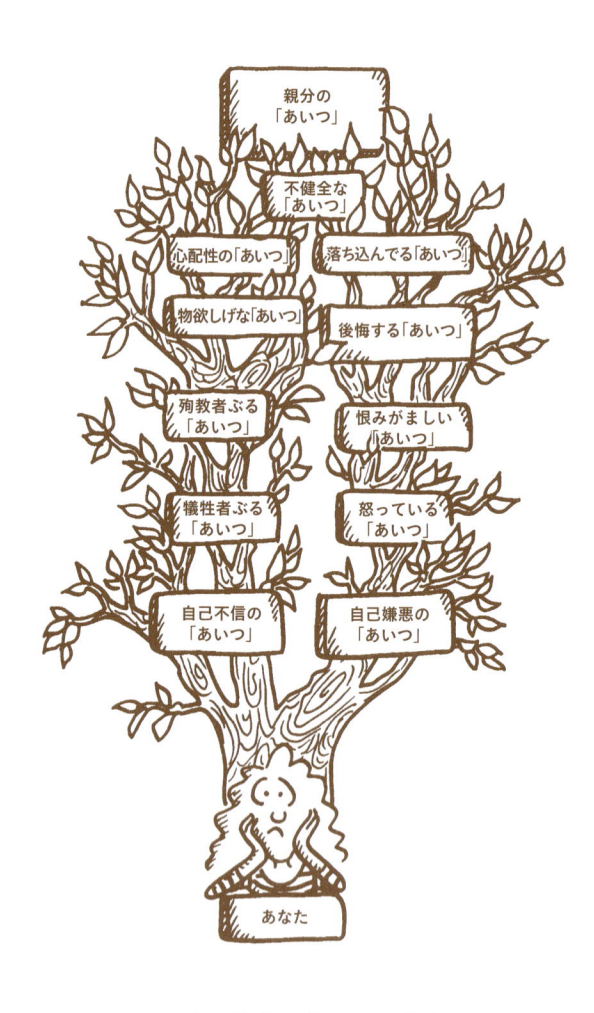

親分の「あいつ」
不健全な「あいつ」
心配性の「あいつ」
落ち込んでる「あいつ」
物欲しげな「あいつ」
後悔する「あいつ」
殉教者ぶる「あいつ」
恨みがましい「あいつ」
犠牲者ぶる「あいつ」
怒っている「あいつ」
自己不信の「あいつ」
自己嫌悪の「あいつ」
あなた

では、彼らに会ってみよう。

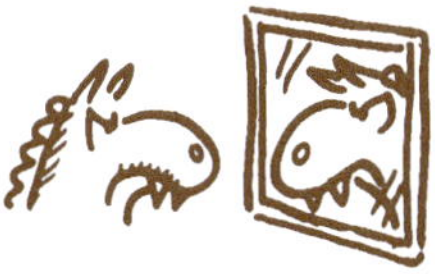

自己嫌悪の「あいつ」

木の下のほうにいる自己嫌悪の「あいつ」は、ほとんどのトラブルの原因になっている。

自分は愛されてない、かわいげのない愛すべきところのない人間だというあなたの思い込みが彼の姿。

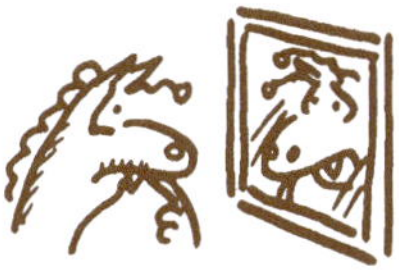

自己不信の「あいつ」

自己嫌悪の「あいつ」の近いところにいる親戚。この「あいつ」はおまえの意見など価値はない、おまえの考えなどどうしようもない、おまえの決定など頼りにならないとささやき続ける。

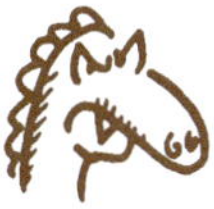

怒っている「あいつ」

怒っている「あいつ」はいつも沸騰寸前。世界は腐っている、人なんか信頼できない、とあなたに告げる。彼の気分は不機嫌から凶暴なものまで多岐にわたる。

犠牲者ぶる「あいつ」

かわいそうな犠牲者ぶる「あいつ」。おまえはいつも負ける、おまえはついてない、それなのにどうして新たな試みをするのか、と彼はあなたにささやく。悪いことは起こるものだが、それはたいていおまえの身に起こる。色々がんばっても何になる？ すべてこうなる運命なんだから、と。

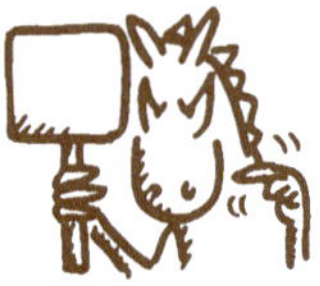

恨みがましい「あいつ」

怒っている「あいつ」の直系の子孫がこの恨みがましい「あいつ」。彼は昔の傷への怒りを表しはしないけれど、いつもくすぶり続け、あなたに昔起こった悪いことを何度も何度も思い出させる。

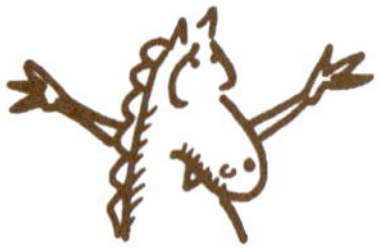

殉教者ぶる「あいつ」

殉教者ぶる「あいつ」は一見とても高潔だ。他のすべての人の要求をあなたの要求より優先させ、あなた以外のすべての人を喜ばせようとする。だが、彼があなたに言い続けているのは、あなたには価値がないということ。それだけ。

それから、まだこういうのもいる…

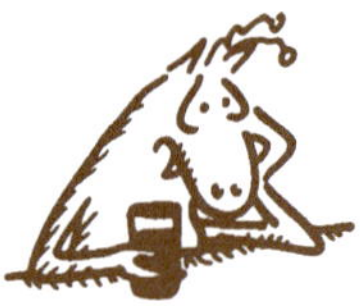

後悔する「あいつ」

怒っている「あいつ」のパートナーになることもある。後悔する「あいつ」はすべての時間を、あなたのやったミスや、ささいな過ちを何度も何度も再生することに費やしている。怒っている「あいつ」と一緒にいるときには、山ほどの後ろめたさをあなたに投げつけ、そこに怒っている「あいつ」が火をつける。

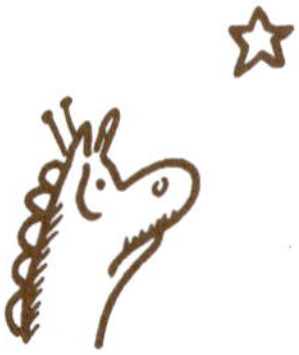

物欲しげな「あいつ」

物欲しげな「あいつ」はあなたの人生を見て、「もし○○だったら……」とずっと言い続ける。物欲しげな「あいつ」は過去か未来に住み、そうだったかもしれない人生や、なれるかもしれない人生のことばかりを夢見ている。そうしている間に、あなたの**今**の人生が、通り過ぎていってしまう。やれやれ、あなたは自分を救えるほど強くないということ。

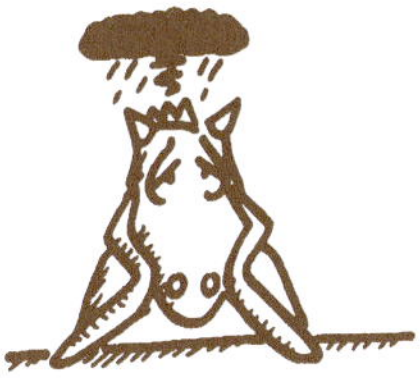

落ち込んでる「あいつ」

さあ、いよいよ落ち込んでる「あいつ」のところまでやってきた。彼は「こんなことして何になる？　人生なんてひどいもの。それなのにどうして先に進まなきゃいけないんだ？　どうやったってこれ以上よくならないのに。こんなもんだよ。これからもお先真っ暗」と言ってる。

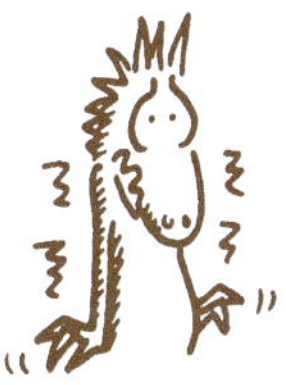

心配性の「あいつ」

心配性の「あいつ」は落ち込んでる「あいつ」と同じ言葉を話しているけど、アクセントがちがう。彼がいってるのは「これは難しすぎる！　おまえにできるわけがない。おまえに競争なんて無理だから、撤退しろ。あそこはおそろしい場所だ。走って！　危険に身をさらすようなことはやめろ」

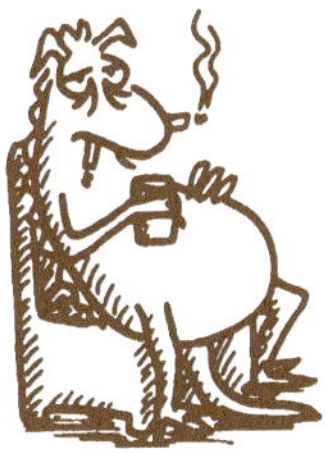

不健全な「あいつ」

ここで「あいつ」の家族が統合されはじめる。不健全な「あいつ」はもうふくれあがっている。彼はあなたに逃げ出せ、隠れろ、降参しろ、という。どうしてわざわざ自分の面倒を見なきゃいけないんだ？　おまえにはそんな価値はない、と。

で、ついに私たちはすべての「あいつ」の
お父さんまでたどり着いた。

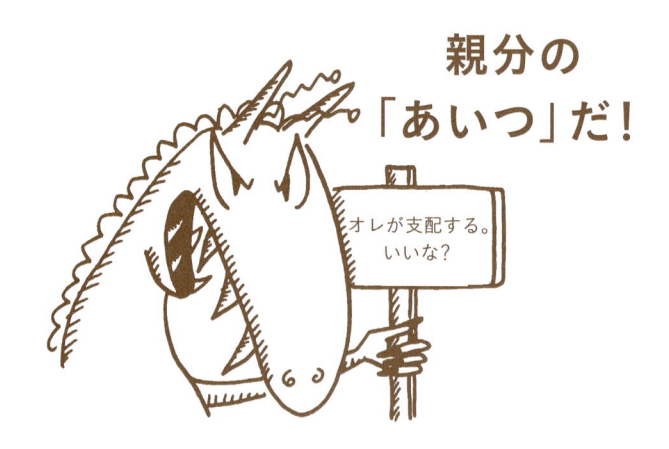

親分の「あいつ」だ!

親分の「あいつ」は進化系統の最後。
おまえは完全に無力で、自分をコントロールできない、
脱線してしまったんだ、と彼は言う。
これでもうおしまいなんだ、と。

そう、そんなふうに感じるかもしれない…
でも、木の根元のところ、
基礎を支えているところまで戻ってみよう。
そこにいるのは誰?

あなた

そこで、あなたがしなければならない質問は

**本当のところ「あいつ」って
どうういうものだったのか?**

**「あいつ」があなたに
言おうとしていたもっとも重要な、
たったひとつのこととは
何だったのか?**

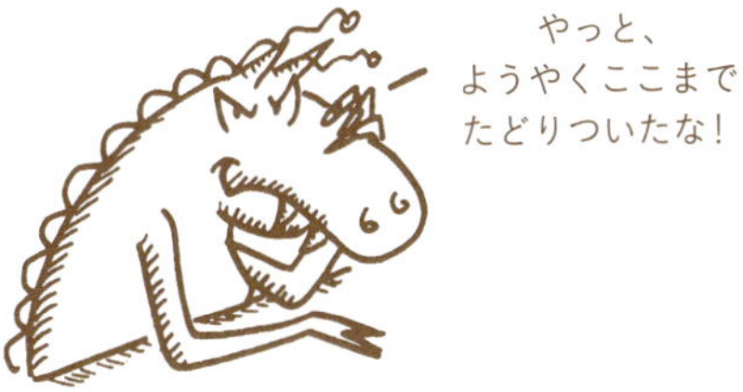
やっと、
ようやくここまで
たどりついたな!

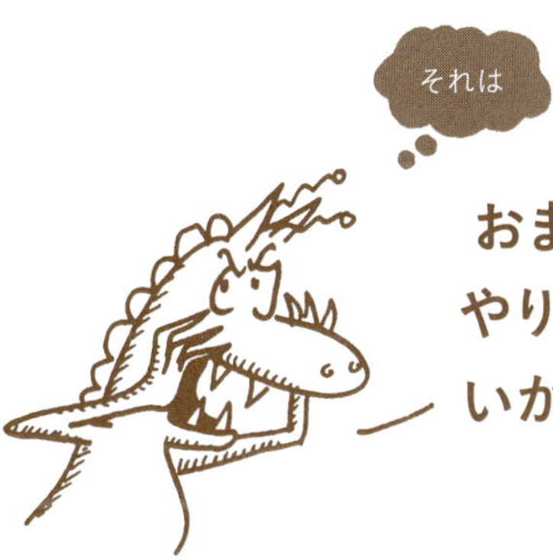
それは

**おまえの昔の
やり方はうまく
いかなかった!**

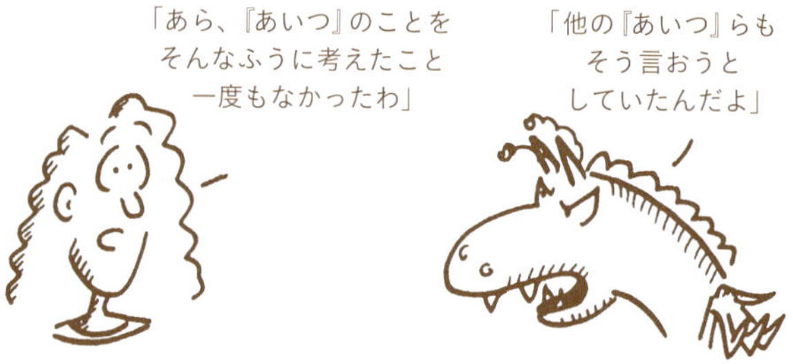
「あら、『あいつ』のことをそんなふうに考えたこと一度もなかったわ」
「他の『あいつ』らもそう言おうとしていたんだよ」

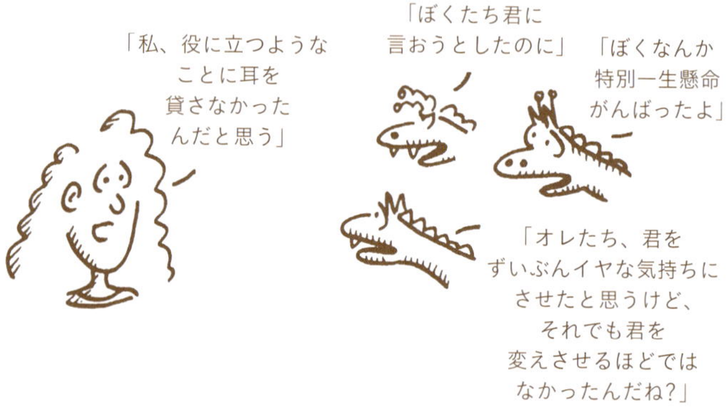
「私、役に立つようなことに耳を貸さなかったんだと思う」
「ぼくたち君に言おうとしたのに」
「ぼくなんか特別一生懸命がんばったよ」
「オレたち、君をずいぶんイヤな気持ちにさせたと思うけど、それでも君を変えさせるほどではなかったんだね？」

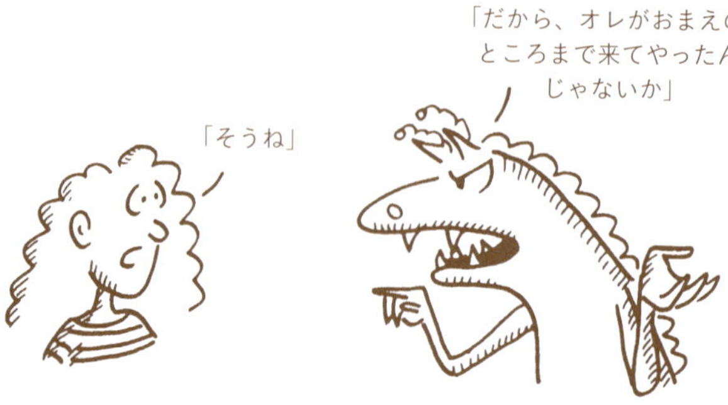
「そうね」
「だから、オレがおまえのところまで来てやったんじゃないか」

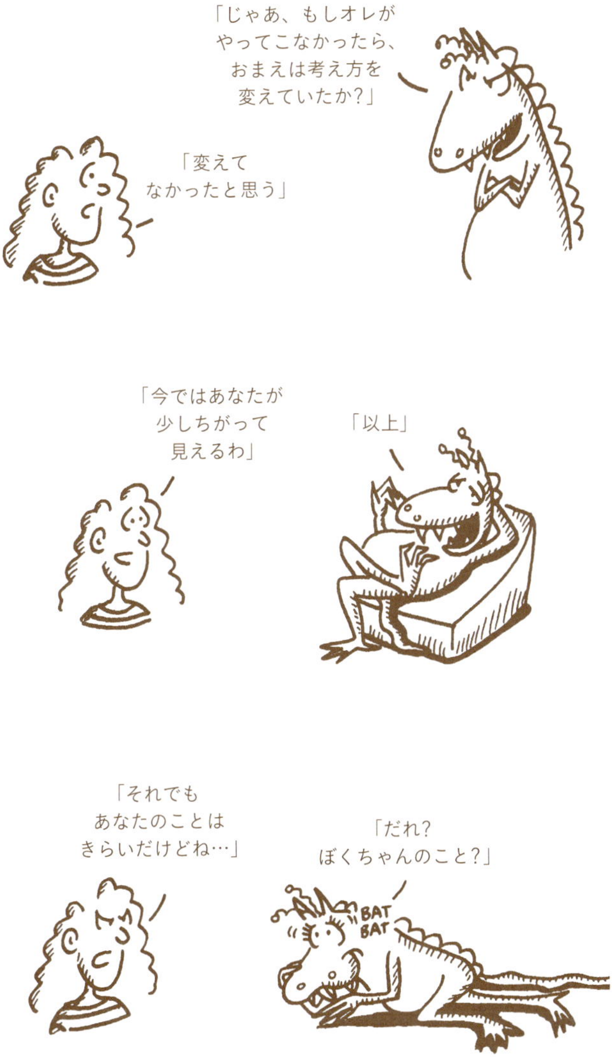
「じゃあ、もしオレがやってこなかったら、おまえは考え方を変えていたか?」
「変えてなかったと思う」
「今ではあなたが少しちがって見えるわ」
「以上」
「それでもあなたのことはきらいだけどね…」
「だれ? ぼくちゃんのこと?」
BAT BAT

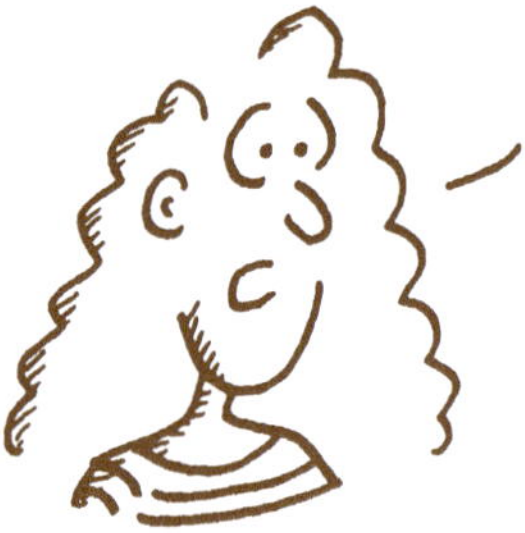

「だけど、あなたは
私自身のことを色々
教えてくれたわ。
私には、昔も今も、
変えなきゃいけない
ところがある。
私が前に進むのを
さまたげてきたことが」

「昔は本当に
怒っていたの」

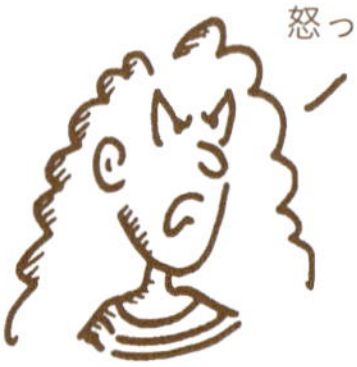

「オレの従兄弟に
会えよ」

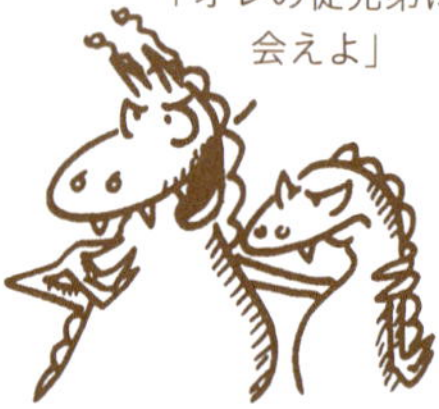

「本当のこと言うと、
今でもそのことで
悩んでいるのよ。
それに後ろめたい
気持ちがするし、
時々落ち込むし」

「そう！『あいつ』
ファミリー勢ぞろい。
オレたちみんなが
何て言ってきた？」

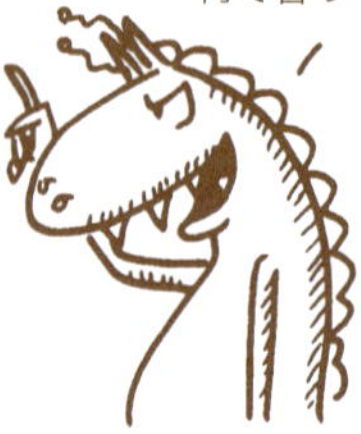

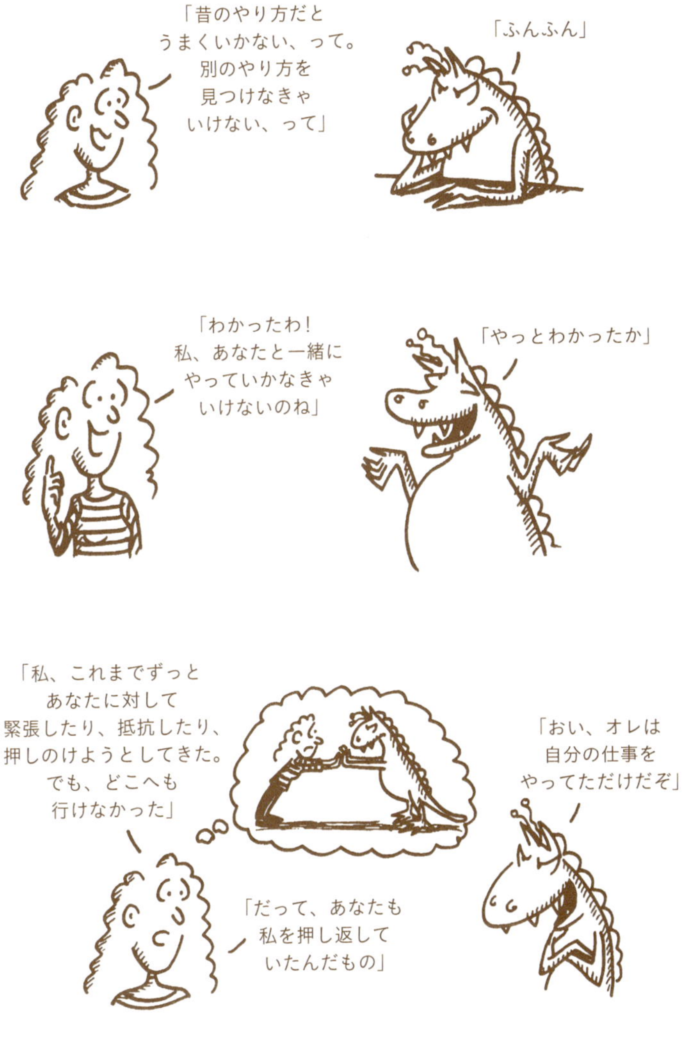
「昔のやり方だと
うまくいかない、って。
別のやり方を
見つけなきゃ
いけない、って」
「ふんふん」
「わかったわ！
私、あなたと一緒に
やっていかなきゃ
いけないのね」
「やっとわかったか」
「私、これまでずっと
あなたに対して
緊張したり、抵抗したり、
押しのけようとしてきた。
でも、どこへも
行けなかった」
「おい、オレは
自分の仕事を
やってただけだぞ」
「だって、あなたも
私を押し返して
いたんだもの」

「だけど今になって
あなたと他の『あいつ』たちの
働きが見えてきたわ。
私の気分が悪くなったら、
それはあなたが
**『これではうまくいかないから、
他のやり方を見つけろ』**
って言ってるって
ことなのね」

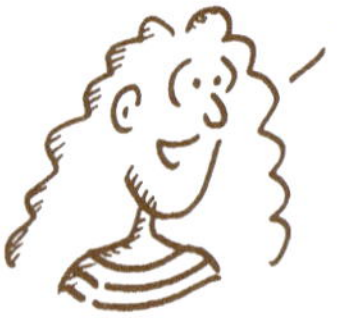

「すごいじゃないか。
優等生だな」

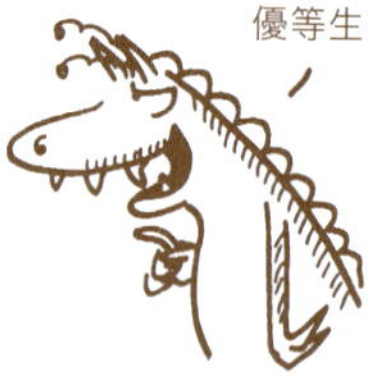

「ずっとネガティブに考えて、
自己不信に陥っていた。
いつも人と比べていたし、
批判的だった。
うまくいかなかったのも
当然だわ」

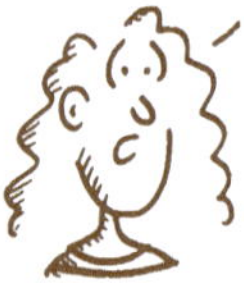

「よし、よし。
昔の後悔から
ずいぶん食べさせて
もらったよ」

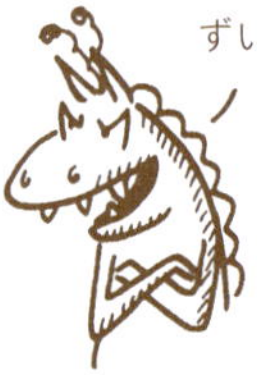

「わかった。
もし気分が悪かったら、
やり方を変えればいいのね。
でも、どうやって？
私、そんなの
やったことないから」

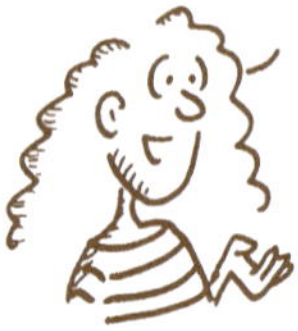

「そうか、おまえも
考え方が少しは
変わって
きたんだな…」

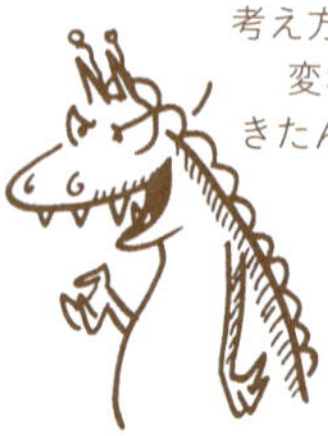

「ええ、そうね。あなたの言うことが役に立ったわ」

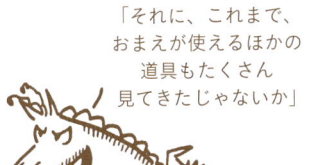

「それに、これまで、おまえが使えるほかの道具もたくさん見てきたじゃないか」

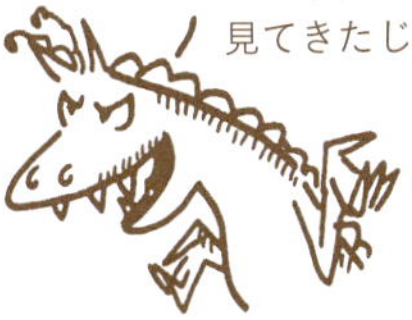

「うん。『あなたの退治法』とか、ね」

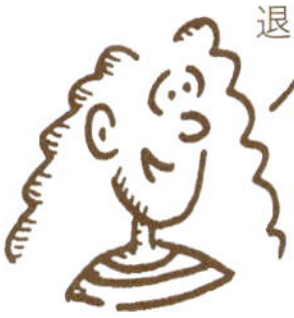

「でも、オレはこれからもおまえと一緒に行こうと思うんだ」

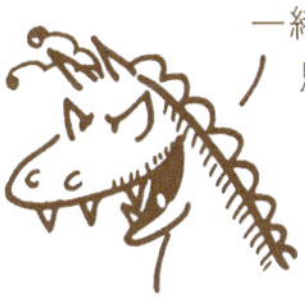

「えー、でも、あなたは私の最悪の悪夢なんだけど」

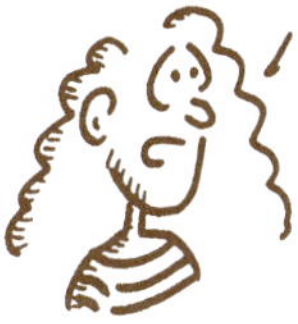

「おまえのためにやってあげてたんだけど?」

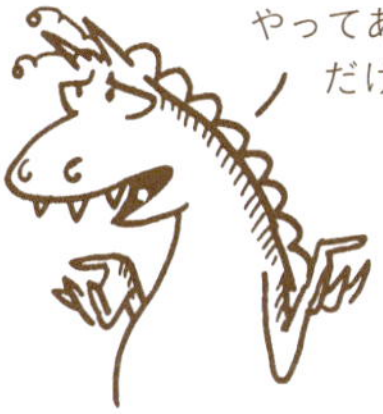

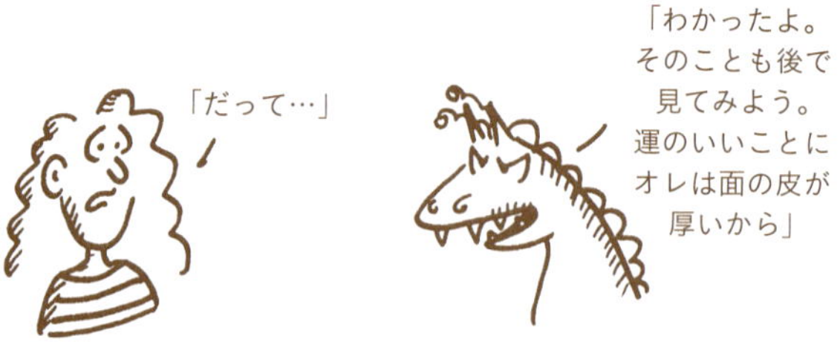
「だって…」
「わかったよ。
そのことも後で
見てみよう。
運のいいことに
オレは面の皮が
厚いから」

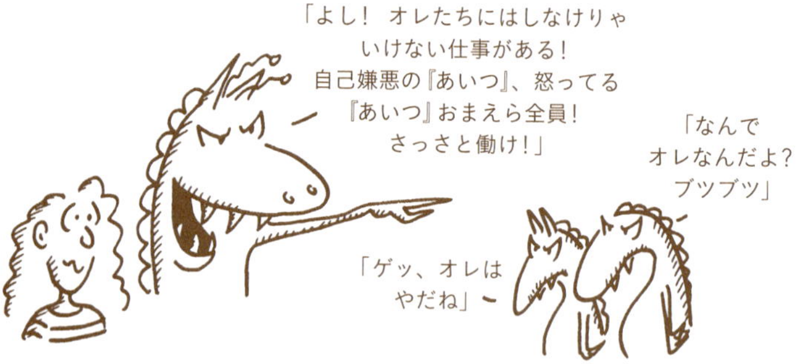
「よし！ オレたちにはしなけりゃ
いけない仕事がある！
自己嫌悪の『あいつ』、怒ってる
『あいつ』おまえら全員！
さっさと働け！」
「なんで
オレなんだよ？
ブツブツ」
「ゲッ、オレは
やだね」

4

「あいつ」の家族アルバム

THE IT FAMILY ALBUM

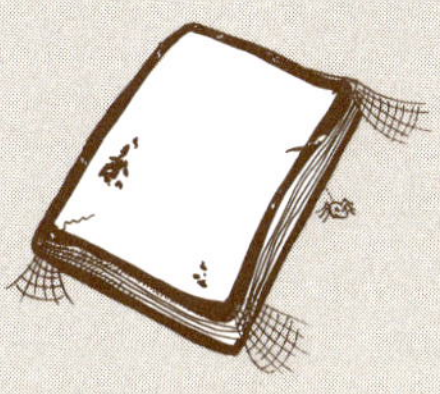

自己嫌悪の「あいつ」

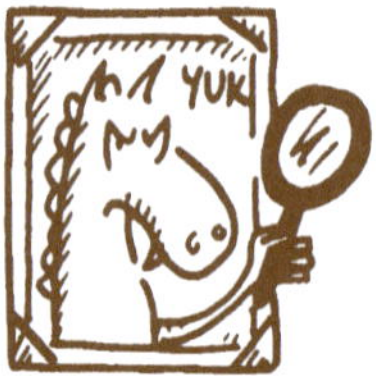

こいつが動かないことにはなにごとも始まらない。
自分には幸せになる資格なんかないと感じていたら、
幸せになる努力をしようという気になどなれるだろうか?
鏡に映っている人をもう一度よく見てみよう。
あなたがこの人を愛しているとしたら?

この人のために何を選ぶだろう?
もっと気分がよくなるためには何が必要だろうか?
愛情? 支え? 忍耐? 許し?

視覚化を試みてみよう。目を閉じると、あなたを全面的に支え、面倒を見てくれるもうひとりのあなたが見えてくる。その人が部屋の向こうに立って、あなたに必要な援助をしようと待っているところを思い描こう。あなたはただその人に向かってほんの数歩歩けばいいだけ。そうすればあなたは歓迎され、慰められ、支えてもらえる。あなたがこのもうひとりのあなたのところまで歩いていき、2人で抱き合うところを見て、感じてみよう（この後あなたは大泣きするかもしれない。それでいいの、よくやったわ！）。

ゆっくり時間を
かけて。
実感して。

今度はあなたのために
いちばんいいものだけを**選ぼう**。
あなたはそうするに値するのだから。
自分を**許し**、傷ついた自分を**癒し**、自分に必要な
愛情と**慰め**を与えよう。
自分のためにただそこにいよう。

自己不信の「あいつ」

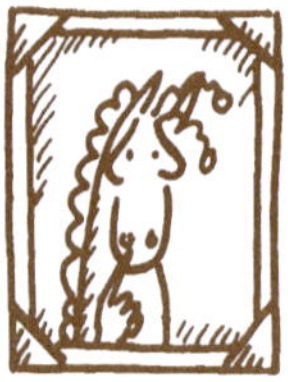

あなたが知っている人で、いつも幸せで、
他の人をいい気持ちにし、あるがままで愛情豊かで
一緒にいて楽しい人のことを思い浮かべよう
（もしそんな人を知らなかったら、有名人か、
過去に知っていた人でもいいから思い浮かべよう）。

さて——
その人たちは特別美しかったり、
頭がよかったり、
裕福だったりしているだろうか？

その人たちと一緒にいると**リラックス**できるような気がするのは、どうしてだろうか？　彼らには**自信**があるのだ。自分が愛されている**自信**があるし、自分に価値がある**自信**があり、自分の判断に**自信**がある。つまり、自分を**信頼**しているのだ。このような人のまわりではおもしろいことが起こる。いつのまにかあなたも彼らを信頼している。それがあなたにも広がっていっている。そう、これは**伝染する**。自己不信の「あいつ」にとりつかれている人は、この自分を**信頼**するというのが苦手。

自分に自信がなければ、
自分の価値を感じるのは難しい。
自分の判断に自信がなければ、
なかなか決断を下せない。

それでは

どうすれば自分を信頼できるようになるか？
「完璧でなければ」という思いを手放す。他の人を喜ばせなければという思いを手放し、期待を手放す。

そしてこう考える。

私はこの瞬間にできる
最善のことをやっている。
私は自分にふさわしいことを
やっている。

何も証明しなくていいのだから、
これであなたもリラックスできる！
今、この瞬間にうまくいくものを見つけよう。
それでうまくいかなかったら、うまくいかないのだ。
ひとつ勉強したと思えばいい。
自己不信の「あいつ」がからむ状況の中でももっとも
ひっかかりやすいのが、決断を下すとき。

新たな目で見てみよう

「恐怖さえ感じなければ、
私は何をするだろう？」

「将来、そのことを
どんなふうに振り返って
みたいだろうか？」

怒っている「あいつ」

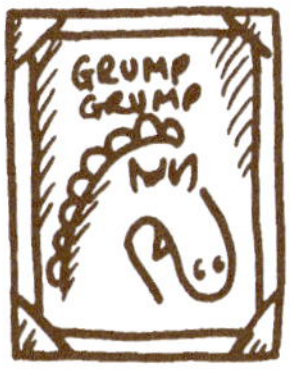
GRUMP
GRUMP

怒っている「あいつ」はしょっちゅう顔を出す。
ものごとがスムーズにいっているときに、
怒っている「あいつ」は
それをぶち壊してしまう。

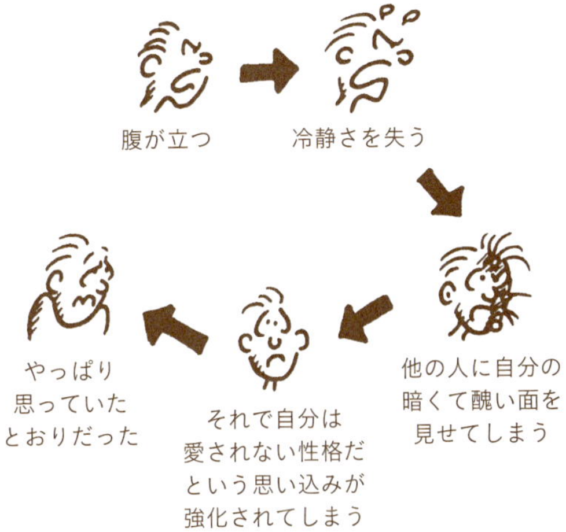
腹が立つ
冷静さを失う
他の人に自分の
暗くて醜い面を
見せてしまう
それで自分は
愛されない性格だ
という思い込みが
強化されてしまう
やっぱり
思っていた
とおりだった

だから

怒っている「あいつ」には
かなりの作業が必要となる。
まず、怒っている「あいつ」は
みんなの中にいる。
怒っている「あいつ」がいなければ、戦争も暴力も
犯罪もないだろうし、
他の車にクラクションを鳴らす
こともないだろう。

どうして？

なぜなら、私たちはみんな、
ものごとはかくあるべしという独自の考えを
持っているから。

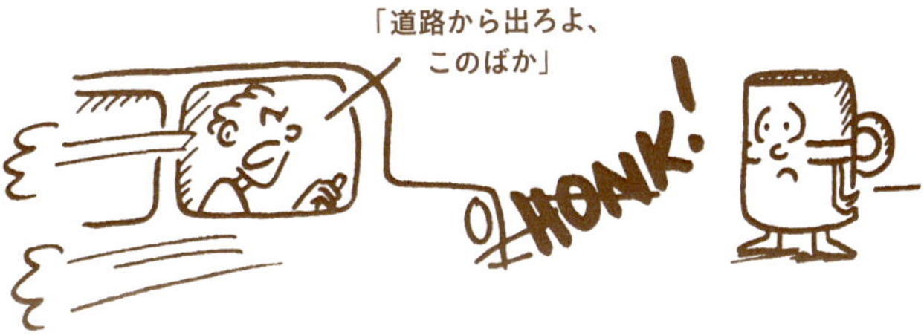
「道路から出ろよ、
このばか」
HONK!

人はみんなそれぞれちがった意図、真実、
理想、哲学、政治的考えを持っているから。

ちがいにバンザイ！

もし私たちがみんな同じように考えていたら、
こんなふうになってしまう。

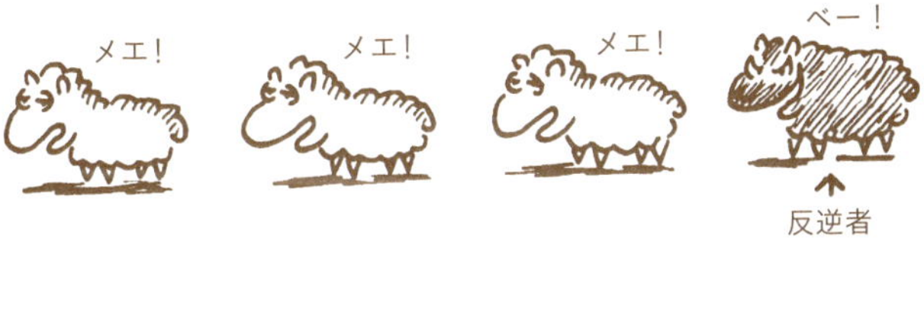
メエ！
メエ！
メエ！
ベー！
反逆者

だから

怒っている「あいつ」は突然あらわれる。
でも、その扱い方次第で状況はまったく変わってくる。
言い合いの場合、問題は両者とも
自分が正しいと思っていること。
もちろん、あなたは自分の言い分を聞いてほしいと
思っているが、相手だってそれは同じ。
これにはどうアプローチするのがいいだろうか?
両者のあいだにある問題をレンガの壁だと考えてみよう。
怒りにまかせて、壁にぶつかっていくこともできる。

だけど

A　これはうまくいかないし…

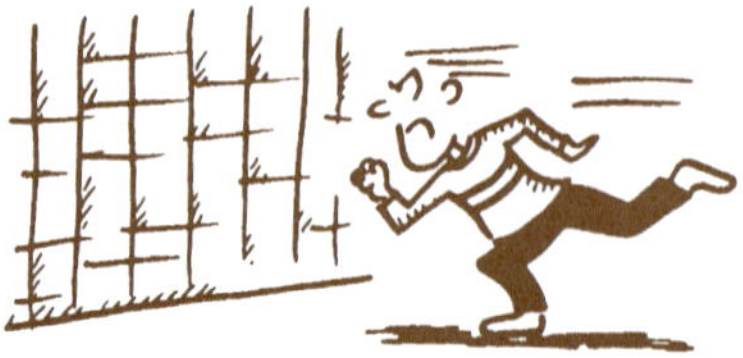

B　痛い

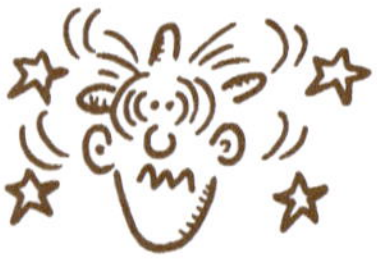

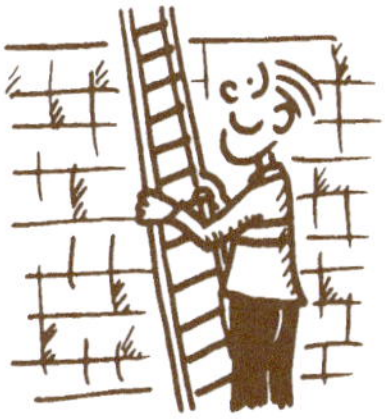

あるいは壁に
アプローチするまったく
別の方法を
考えることもできる。

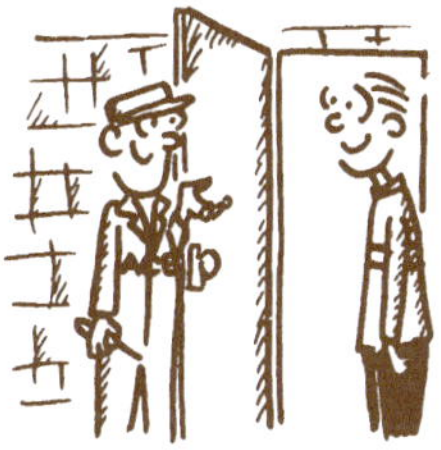

あるいは共同で
壁を通り抜ける方法を
作り出すことも。

はたまた

壁を叩き続けることもできる。
壁もいつかは崩れ落ちるだろうけど、
あなたもボコボコに。
そもそもどうしてそこに壁ができたのだろうか?
壁は**相手やものごとが私たちの期待や基準に**
及ばないときにできる。

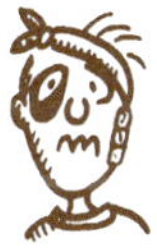

いいかえれば

ものごとはあなたが思うとおりには
ならなかった、ということ。

たとえば

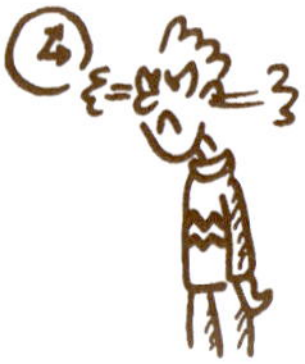

「フレッドのやつ、遅いな」
あなたは彼が時間通りに
くると期待していたのに
友人が遅れる。

あなたは
受け入れられると
期待していたのに
あなたの提案が
却下される。

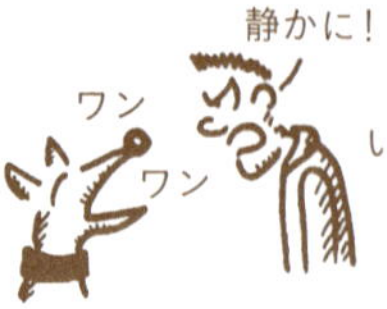

あなたは犬は吠えては
いけないと決めているのに
この犬は吠えている。

もちろん、同じようなことが
相手にも起こっている。

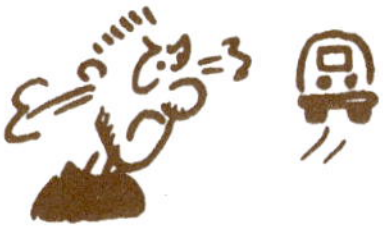

フレッドはバスに乗り遅れた。
それで彼は腹を立てた。
また遅刻したとあなたから文句を
言われたが、彼はあなたから
そんなことを言われるとは
思っていなかった。

あなたが腹を立てたので、
上司も腹を立てた。
上司は、あなたが自分の感情を
コントロールできると
期待していたのだ。

あなたの犬はただわけが
わからず混乱している。
犬にわかっているのは、自分は犬で、
吠えるのも仕事だということだけ。
それでも犬はあなたを
許してくれるだろう。
犬はそういうものだから。

で、どうすればいいか？

怒っている「あいつ」をどう扱えばいいか？

衝突を扱う新たな方法はなんだろうか？

まず…**基本原則**

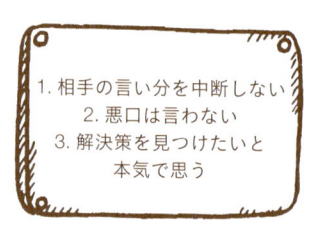

1. 相手の言い分を中断しない
2. 悪口は言わない
3. 解決策を見つけたいと本気で思う

オーケー。では、いきましょう。

1
主語は「私」

2章の「『あいつ』退治」のところで見たように、
あなたは自分の問題を他の誰かのではなく、
自分のこととしてとらえなければならない。
このことは、衝突という状況でもっとも真実味をおびてくる。
私たちはしょっちゅう相手に指を突き立ててこう言う。

「あなたがこうやった」
「彼がああやった」
「彼女があああ言った」

他の人がすることは、たとえそれがあなたに影響を
及ぼすことであったとしても、あなたの問題ではない。
あなたがそれをどう感じるか、が問題なのだ。

「私は怒ってるの。
だって、私はあなたに○○して
ほしかったから」

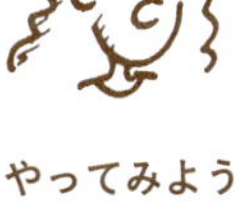

やってみよう

「あなたが私を
ガッカリさせたから、
あなたが私を怒らせたのよ」

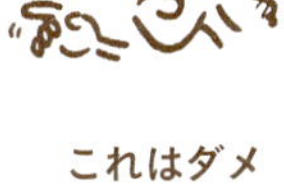

これはダメ

この違いがわかっただろうか?
最初の人は自分の事例を自分視点からはじめている。

「私はあなたに○○して**ほしかった**」という言い方。期待がはずれたから、彼女は怒っているのだと言っている。2番目の人は自分で責任をとっていない。本当は、**誰もあなたを怒らせることなどできない。**あなたの感情を支配しているのはあなたなのだ。同じように、誰もあなたを「ガッカリさせる」こともできない。自分の期待通りにならなかった場合に、自分でガッカリしただけだ。

相手を非難するような言葉を発すると、
心を開いてもらえず、共感も得られない。
あなたが受け取るのは**抵抗**と**守りの姿勢**だけ。

だから

反応の仕方としては

「腹が立ったのなら
悪かったね。
気がつかなかったものだから…」

「本当か? だけど、
君が○○したとき、
君だってぼくを怒らせたよ」

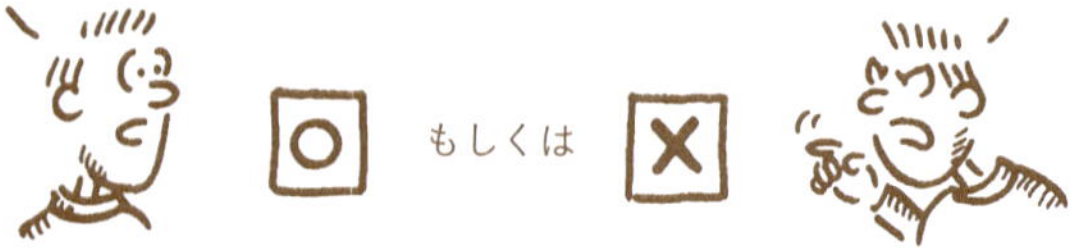

2
あなた自身を表現する

オーケー、あなたは怒っている。
だったらそれを表に出そう。
何かがあなたをそこまで追い込んだのだから、
それに対処しなければ。
見たままを話してみよう。

ただし、壁のこちら側にとどまっていること。

「ぼくの気持ちは…」　　「私の気持ちだって…」

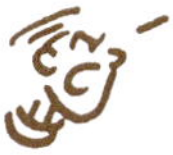

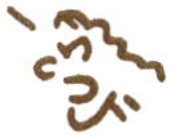

あなたの気持ち、**あなたの**見方、
あなたの痛み、そして**あなた**がこの状況を
どう見ているかを表現しよう。
ただし、「私」という言葉だけを使って。

説明はするけれど、
非難はしないこと!

事前に練習することもできる。相手の写真に向かって話したり、その人があなたの向かい側に座っているところを思い描く。こうすれば、相手と直接対決する前に自分の考えを明確にし、怒りの最悪の部分を少し吐き出すことができる。自分が言いたいことのポイントを書きとめておいてもいい。あなた自身の立場から、あなたの主張をはっきりと明言することが大切だ。それからそれを手放す。自分の側の気持ちを表現する際には、いつまでも蒸し返すのではなく解放するのが大切。断固としてあなたの考えを明言しよう。だけど同じ問題にいつまでもこだわらないこと。それから、相手の言い分に耳を傾けよう。

もしだれかがあなたに怒っていたら
彼らの気持ちを話してくれるよう言ってみよう。
言い分に耳を傾けるから、と。

これは両者にとってうまく働く。

どうしてかって?

A

そこには抵抗がないから、
怒りはすばやく鎮まる。

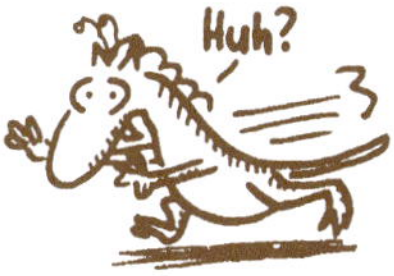

B

相手は自分の言い分を**聞いて**
もらっていると感じるので、
自分の気持ちをオープンに
言い表すことができる。

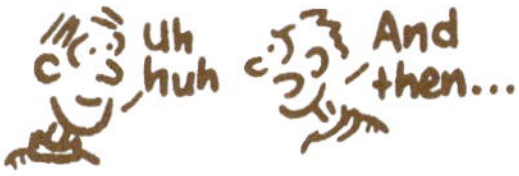

C

解決策を見つけるために、
あなたはその人を
支えているし、
その人に協力している。

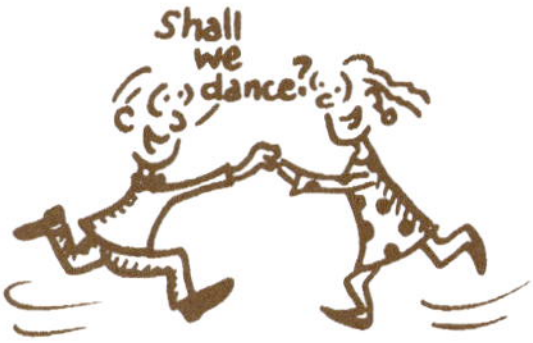

だから、2人とも気分がよくなる。
お互い相手と一緒にすべきことがあるのだから。
カッとなって言い合いにならずに、必要な情報を得られるのだ。
さあ、今度はあなたがしゃべる番。

3
ものごとの反対側を見る

一歩下がって耳を傾けよう。
相手の問題点は何だろう?
それは**本当に**あなたについてのことなのだろうか?
それとも恐れや、昔の傷や、
何か個人的な問題からきているのか?
あなたはそれを見つけだそうと
することもできる。

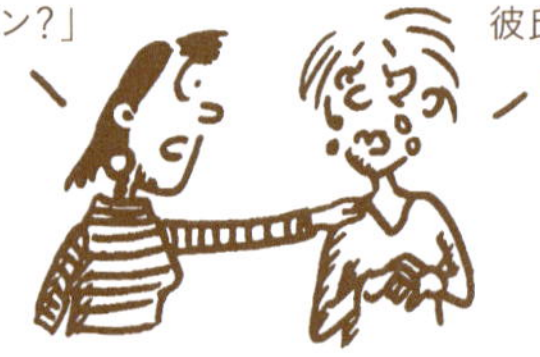
「何か心配ごとでも
あるの、ヘレン?」
「きついことを言って
しまって、ごめんなさい。
彼氏と別れたばっかりで、
ひどい気分なのよ」

もし相手にその人自身の問題があるのなら、
それに巻き込まれるか、
そうしないかはあなたが決めればいい。
だけど、こういう問題はときとしてあなたに重い
(そしてネガティブな)
影響を与えることがある。

たとえば

「あなたって、どうしようもないわね！
またその服を着てきたのね。
ちゃんとした格好をしなさい、って
何度言えばわかるの？ 私に出すコーヒーは
濃い目にしてって、言ったでしょ。
それなのに、まったくわかってないんだから…」

「あ、それからもうひとつ…
もしもし？ もしもし？」

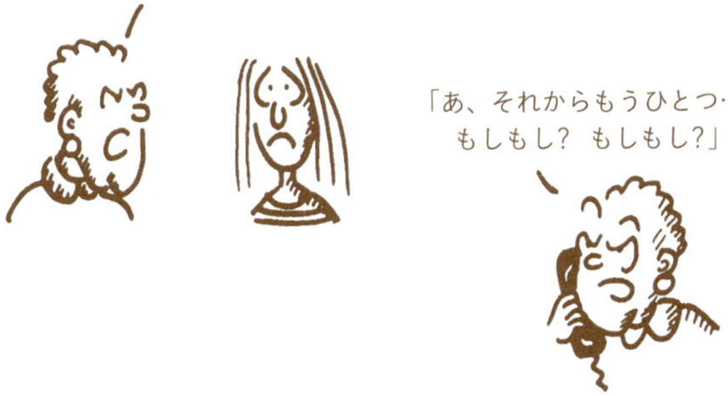

自分の毒に侵されていて、何かするたび、
言うたびに、それをまき散らす人もいる。
これは**相手の側の**問題だとして、
あなたはそのゲームには参加しないと
決めることもできる。

あなたの演じる役割を変えればいいのだ。
断固とした態度をとり、
批判に耳を傾けることを拒否すればいい。
巻き込まれることを拒否すればいいのだ。

怒っている「あいつ」退治

前の三つの状況を復習しながら、
「あいつ」退治をやってみよう

☆手放す

「あの提案が認められ
なかったのはガッカリだわ。
でもいつまでも
グダグダ思うのはやめよう。
他にもアイデアがあるし

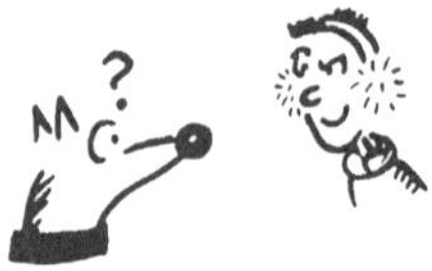

犬のことで
イライラするかしないか、
あなたには選ぶことができる。
無視することだってできる。

☆核戦争理論

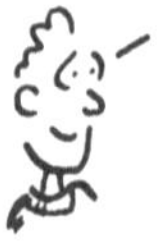

「そうだな。
フレッドはいつも遅れてくるし。
こんなことでぼくの1日を
台無しにするのはやめよう。
彼にはメッセージを残しておこう。
そこに来てもらえばいいんだ」

本当にそれほど
大げさなこと？

私たちをイライラさせるもの

何かでイライラすると、おかしなことが起こる。

ますますイライラしてくるのだ。

どうしてだろう？
それはあなたの全意識が
そのイライラのもとに集中しているから。
だから最後には見るものすべてがイライラの種になる。
それで、イライラの種が
もっと増えてくるように感じる。

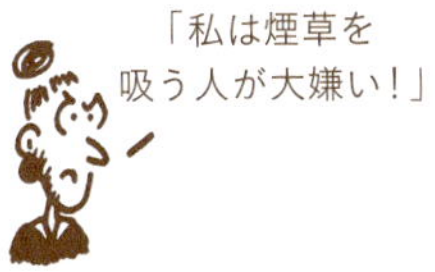

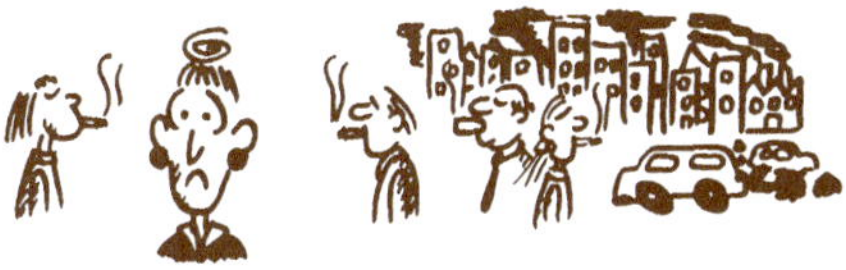

批判も同じこと。

でも、批判されるということは、
否定的にせよ、
注意をもって見られているということ。

ほめるのも同じこと。
しかも、こちらは批判と違って相手をいい気分にさせる。
だから、いいことに対してはほめよう。
そうすればあなたもいい気分になる。

ほめられている人は
ますますほめられるようなことをするし、
あなたの中のイライラの種も
いつのまにか
なくなっていく。

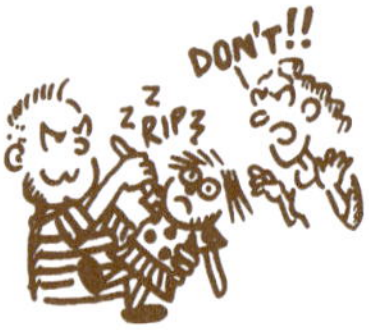

なぜなら
(a)イライラの種に気づかなくなって、
(b)あなたの意識は他のことに
集中するようになっているから。

怒っている「あいつ」にいちばん
影響を受けるのはだれ?

それは、あなた!

あなたにクラクションを鳴らす
ドライバーの話にもどろう。
挙げ句の果てに、その車に
轢《ひ》かれそうになったとしたら?

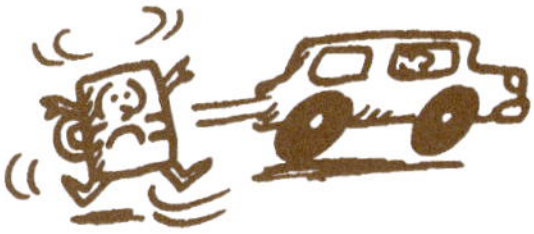

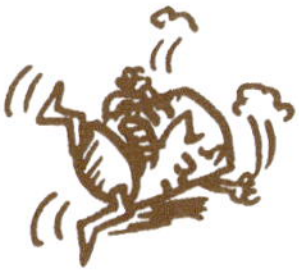

あなたは
すごく怒るはず。

もう、カンカンに
なるはずだ。

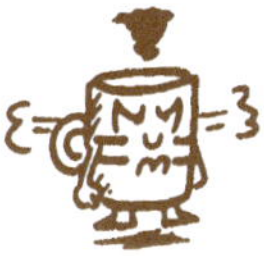

でも、それがあのドライバーに
どんな影響をもたらすだろうか?

何の影響もない!

彼は行ってしまったんだから。
心臓発作を起こしそうなのは、あなただけ!

だから

怒っている「あいつ」がやってきたら、
認めてやって、彼がいることを感じ、わかってやる。
そして、手放すこと!

犠牲者ぶる「あいつ」

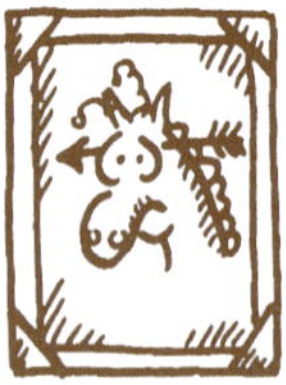

犠牲者ぶる「あいつ」にとりつかれた人は、自分のパワーをすべて手放してしまう。こういう人は環境が自分の人生を支配し、他の人が自分の人生を支配していると考えている。犠牲者ぶる人は自分のことを運命に翻弄《ほんろう》される人形だと考えている。ここで犠牲者ぶる人にいいニュースを。星占いでいう「すばらしい惑星の合」に、あなたは今ちょうど入ったところだ。残りの一生ずっと、あなたはラッキーで繁栄し幸せになる。これを確かなものにするためにあなたがすべきことは、以下のアファメーションを1日10回毎日唱えることだけ。

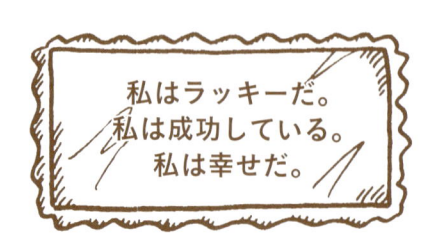

私はラッキーだ。
私は成功している。
私は幸せだ。

恨みがましい「あいつ」

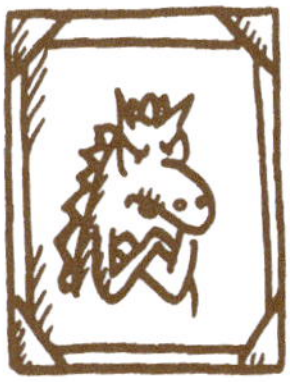

恨みがましい「あいつ」退治のナンバーワンは、手放すこと。許しが手放すことの最終過程。許しとは過去に何があったとしても、それは**もはや重要ではないと決めること。**手放すタイミングは、「つらい昔の恨みにいつまでもしがみついているよりは、それを解放し、許したほうがつらさは減る」とあなたが心を決めたとき。

自分に
聞いてみよう

あなたは正しくありたいのか？
それとも幸せでいたいのか？

殉教者ぶる「あいつ」

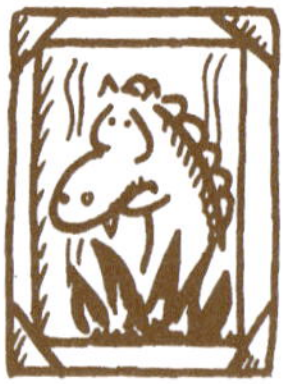

他の人を助けるのと、自分の人生を投げうってしまうのとは紙一重。そろそろ別のやり方で責任というものを考えてみる時期だ。責任があるということは、もちろん他の人のために最善をつくすということだけれど、同時に自分のために最善をつくすということでもある。この二つは互いに矛盾することではない。自分自身の価値に気づけば気づくほど、他人に与えるだけではなく自分も**受け取る**ことができるようになる。それから、他の人たちがあなたに愛を与える権利も持たせてあげるようにしよう。こういう贈り物を否定することは、他の人たちがあなたの幸せを一緒に**分かち合う**機会を否定することになる。たとえば、もし人からほめられたら、それを否定しないこと。そんなことをしたら人がくれたあなたへの贈り物が減ってしまう！

後悔する「あいつ」

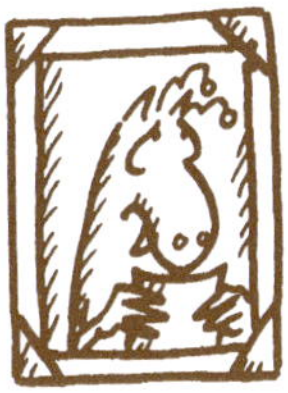

心配と同じく罪の意識も堂々巡りをさせる感情だ。頭が消耗し、出口なしの囚人になったような気持ちになる。時間とエネルギーの浪費だ。この循環を断ち切る唯一の方法は行動に出ること。悪かったと思っているだけでは何も癒されない。状況を回復させるために行動することが、癒しになる。もし友達とケンカをして、後悔しているなら、償おうとしてみよう。ただし、相手は仲直りしたくないと思っている可能性もある。それならその気持ちを尊重しなければいけない。仲直りできなくても、あなたが行動を起こしたことに変わりはない。あとはそのままにしておけばいい。過去の状況にアクセスできなければ、あなた自身を変えることも、残念な気持ちを鎮める行動といえる。その経験によって自分の人生をより成熟させ、賢明に、明確にして前に進んでいくことに集中すればいい。

物欲しげな「あいつ」

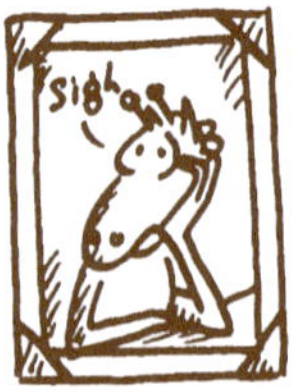

あなたは決して叶えられない夢や、決して行くことのない道を思い描いている。なぜかというと、あなたがその夢や道を自分のためのものだと信じていないから。誓約のことを覚えているだろうか？　そうしたらどうなったかを？　それをやってみよう。本当にあなたにストップをかけているのは何だろう？　あなたを止めているのは誰？「今、どうするか」のために、「あいつ」退治を今すぐ始めよう。物欲しげになるのは、あまりに大きなことを考えすぎて圧倒されてしまうから。だから、小さなことから始めて、計画を立てよう。目標を一口で食べられるくらいの大きさにする。あなたの技術、能力、強さを確認しよう。もし苦手な分野があるとしたら、どこに支援を求められるだろうか？　家族？　専門家？　余分なお金？　あなたは一言こう言いさえすればいいのだ。**イエス**と。

落ち込んでる「あいつ」と心配性の「あいつ」

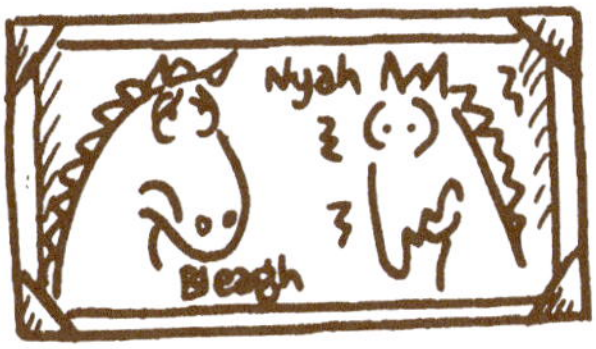

この2人の「あいつ」はしょっちゅう一緒にいる。あなたは心配で、心配ばかりしていることが心配で、と果てしない悪循環に陥っている。陥っていると思うと落ち込んでくる。落ち込んでる「あいつ」はひとりでも動くけれど、心配性の「あいつ」と同じところから出てきている。この2人の「あいつ」に取り組むために、これから装備を固めよう。この2人の「あいつ」はなんといっても目立ちたがり屋だ。彼らをほうっておくと、2人があなたの現実のすべてとなってしまう。注意の焦点をずらそう。他の現実を選んで、この2人をショーの主役ではなく、代役にしてしまうのだ。主役は**あなた**だ!

不健全な「あいつ」

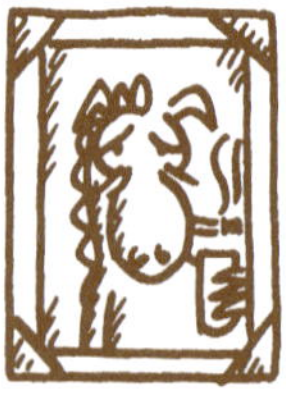

不健全な「あいつ」の仕事は私たちの痛みを隠すこと。心配性の「あいつ」や怒っている「あいつ」や落ち込んでる「あいつ」をなだめようとして、私たちは煙草を吸い、酒を飲み、ジャンクフードを食べる。禁煙や禁酒、ダイエットをしようとしたとき、不機嫌になったり、泣きそうになったり、ちょっとパニックになってしまうことはないだろうか？ 不健全な「あいつ」はこういうイヤな気持ちを抑えつけている。それでも結局、こういう気持ちは消えてなくならない。それどころか、不健全な「あいつ」に、おまえなんか健全な気持ちになるに値しないんだ、と言われて、そういう気持ちはむしろ強くなっていく。

だから、あなたは煙草を吸ったり、酒を飲んだり、食べ過ぎたりせざるをえなくなり、それで不健全な「あいつ」の声はますます大きくなる…という悪循環が続く。そしてついには健康を害し、ますますいろんなことに対処できなくなっていく。
不健全な「あいつ」をコントロールするには自己嫌悪の「あいつ」を扱うのと同じ原則が使える。自己嫌悪を自己愛へと変えるには、自分にとってふさわしいことをする、ということだった。
心と身体とスピリット、**全部ひっくるめた**あなたという観点から、不健全な「あいつ」を扱うのに役立つ、今すぐにできることがいくつかある。が、それについては6章「あいつとうまくやろう」で見ていこう。

次に登場するのが

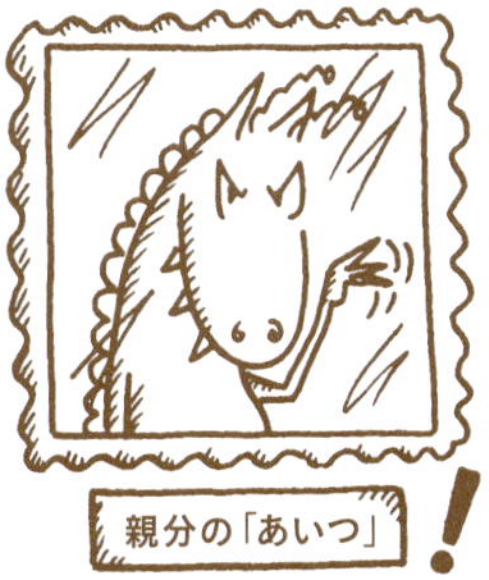

パニック発作、パニック障害、不安症、
神経衰弱、慢性うつ、暴力行為、恐怖症 ——
彼のことをなんと呼んでもいいが、
あなたがこんな気持ちで、ここにいるのは彼のせいだ。

ここで再び彼と話してみよう

「オーケー。今ではかなりはっきり
イメージが描けてきたわ。
いろんな『あいつ』たちが、
何かがうまくいってないこと、
ものごとへの接し方を変えなくては
ならないことを教えてくれた。
でも、あなたはずっとウロウロし続けて
いるわね。どうしてなの？」

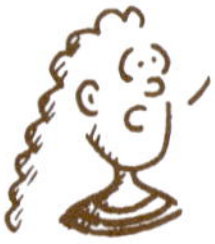

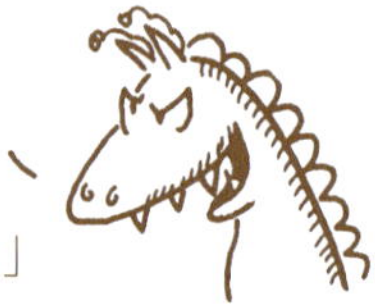

「決まってるだろ。
おまえがまだオレを
必要としているからだよ」

「あなたを必要としているですって！
よく言うわね！　私があなたを必要と
しているわけないでしょ。
おそろしくて、意地悪で、残酷で、
ひどいあなたなんかを！」

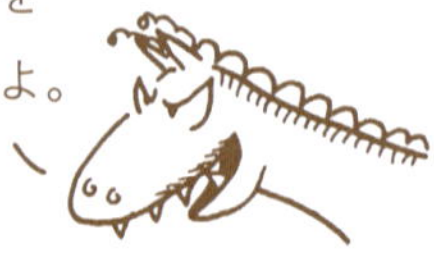

「おまえがまだオレのことを
そう思い込んでいるからだよ。
今でもオレがいるって
信じてるだろ？」

「だけど、あなたが最初に出てきたときは
私はあなたを知らなかった。
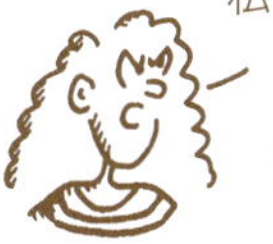
あなたは突然
飛び出してきたのよ！」

「そうかな？ おまえは
オレの従兄弟たちの言い分に長年耳を
傾けてきたじゃないか。あいつらの
いうことを信じてたんだよ。
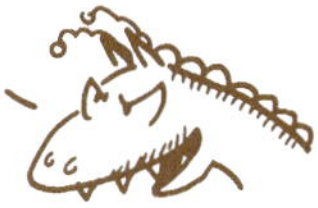
あいつらがオレをおまえに
紹介してくれたんだぜ」

「それは...そうだけど。
だけど、私があなたを必要としているって？
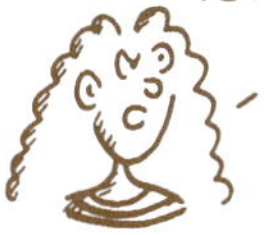
それって、飛躍しすぎじゃないの？」

「じゃあどうしてオレを
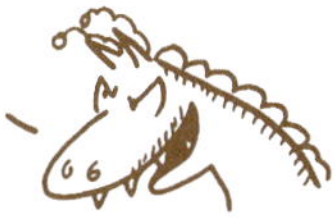
手放さないんだよ？」

「あなたって本当に
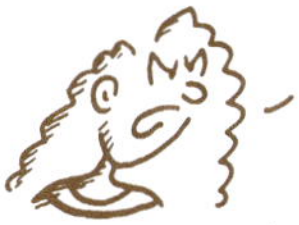
私を怒らせるわね！
私はあなたを
追い出そうとしているのよ！」

「おいおい、もう忘れたのか?

その1
おまえを怒らせているのはおまえだよ。

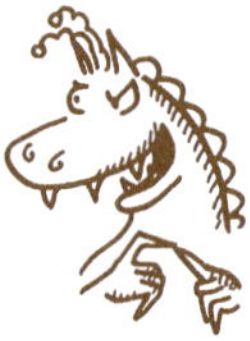

その2
オレは『手放す』と言ったんだよ。
『追い出す』じゃなくて」

「オレを生かしておくために、
おまえがどれだけの時間と
エネルギーを使ってきたかを見てみろよ。
しょっちゅうオレのことを
考えてきただろう?」

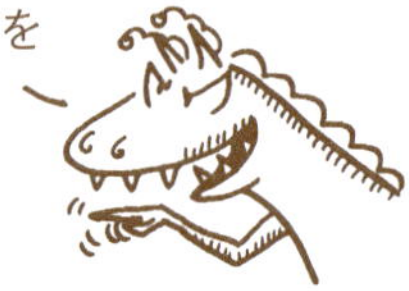

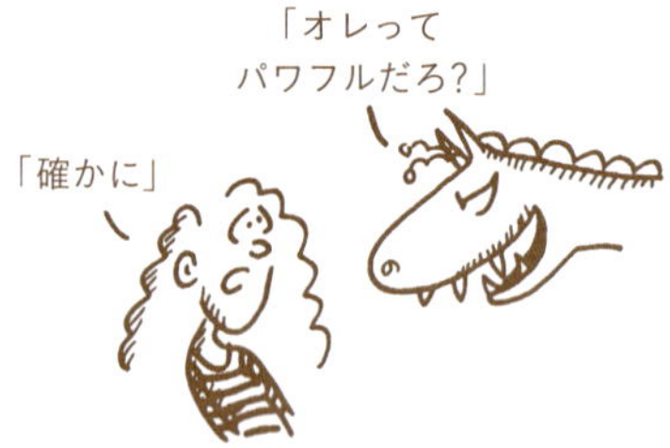

「それだけのパワーを、
オレを何かいいものに
変身させることに使ったら、
って想像してみろよ」

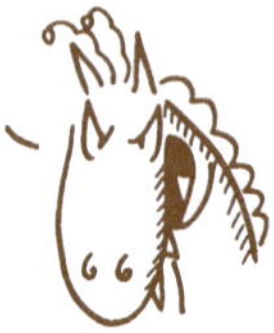

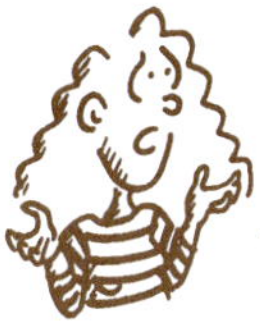

「どうやって?」

「そうだな、恐怖を武器として使うことができるんじゃないか? おまえは恐怖でガチガチになっていたけど、それでも生き延びてきたじゃないか。どんなことでもできる。オレよりもこわいものなんて何もないんだ」

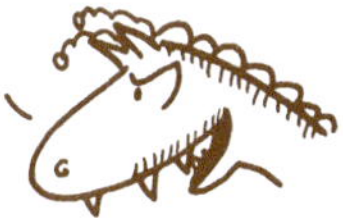

「オレを違った目で見ることもできる。オレが教えてやったことに目を向けてみろよ。たとえば、忍耐、強さ、思いやり、よりよい考え方なんかに」

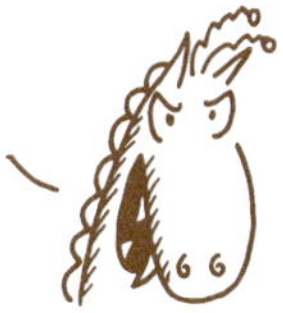

「オレはまったく新しい、よりよいおまえを見つけだすチャンスを与えてやったんだぞ! 悪くないだろ?」

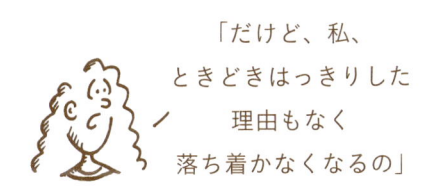

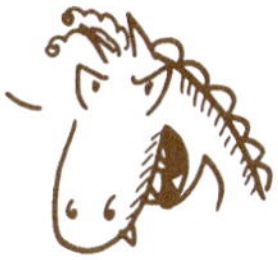

「だけど、私、
ときどきはっきりした
理由もなく
落ち着かなくなるの」

「それはなにも
おまえに限ったことじゃないさ。
パニック障害じゃない人だって、
調子の悪い日はあるよ。うまく扱えば、
たいしたことじゃないだろ」

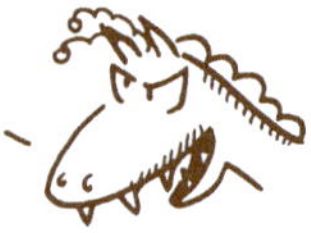

「いいか、好むと好まざるとにかかわらず、
おまえとオレは今のところ一緒に
旅をしているんだ。おまえはその間ずっと
ジタバタあがくこともできるし、
コツコツ努力し続けることもできるんだ。
いつの日か…」

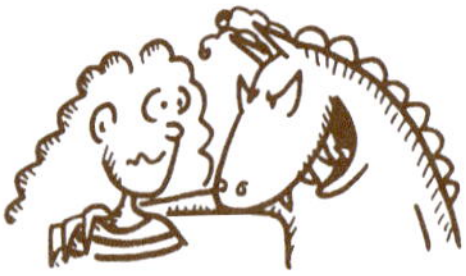

「…オレがここにいるのは、
おまえを傷つけるためではなく、
おまえに教えるためなんだ、
と気づくまでな」

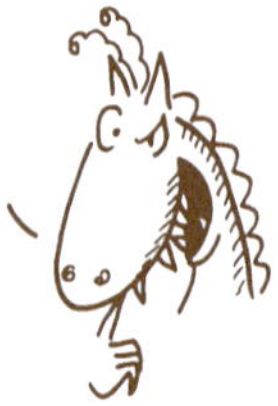

「そうなったら…
突然…
オレは変身するんだ」

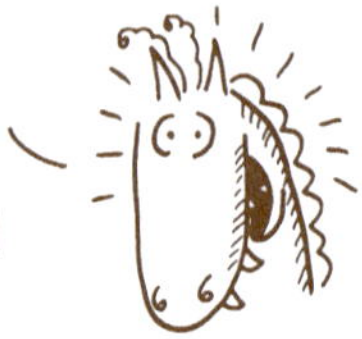

5

人生の諸状況

Life Situation

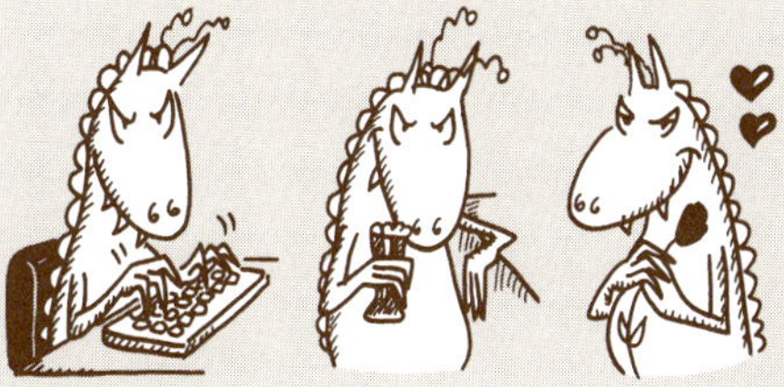

仕事と「あいつ」

「あいつ」は職場で数々の難題を吹っかけてくる。
締め切りのプレッシャー、要求ばかりしてくる人たち、
限られた時間などがあなたにのしかかり、
せっかくいい仕事をしようと思っている気持ちが
逃げていってしまうのは、「あいつ」のせい。

特に仕事に関しては
以下のように考えよう。

1

自分のやっていることを好きになる

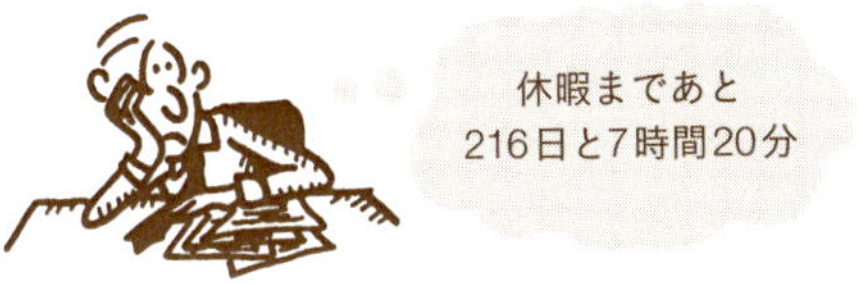

「楽しいことをやっていると、時間はあっという間に過ぎていく」とよく言われる。逆に、自分の仕事がイヤでイヤでたまらなかったら、仕事の時間はいつまでたっても終わらないように感じる。あなたの仕事の1日が、お茶の時間と次にくる昼休み、それから帰宅の時間を心待ちにすることで成り立っているのなら、仕事は苦痛以外のなにものでもないはず。だけど、ここでも問題となるのは仕事ではない。**あなたがそれをどう感じているか、が問題**なのだ。だったら、仕事を新しい角度から見てみたらどうだろう？ 仕事があなたに与えてくれている報酬は何だろう？ なにも経済的な報酬だけではなく（もちろんこれも大事なことだけれど）、いいことをしているという満足感が得られているのでは？ 単調でつまらない仕事の中に、まったく新しい独創的なやり方を考え出すというところに満足感を見出すことさえできるかもしれない。

たとえば

あなたは来る日も来る日も
同じ場所で同じものに
同じ部品をつけ続けているとしよう。
たしかにこれはとても
退屈といえるかも。

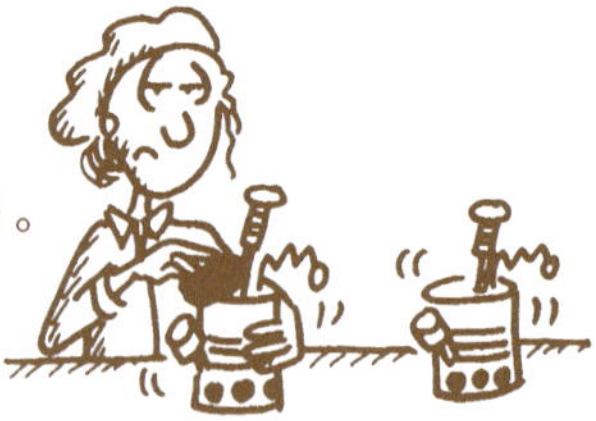

だけど

★自分だけの目標を設定することもできる。
たとえば3時までに2000個の部品をつける、というふうに。

★頭の中で音楽のリズムを刻み、
それに合わせて作業をすることもできる。

★仕事にユーモアを持ち込むこともできる。たとえば、
バカみたいな帽子をかぶってきて、仕事仲間を笑わせるとか。

あるいは

仕事を誠実に一生懸命
するのだと決意し、自分の正直な労働を誇りに
思うこともできる。

すべてはあなた次第なのだ。

そして、仕事はいつでも辞められる。
まさか！　そんな恐ろしい！　考えられない！
どうやって生きていくの？

じゃあ、あなたは今、
どう生きているというのだろうか？

自分がしている仕事が退屈で、
イヤで、イライラしているとしたら、
あなたの家族や友達や同僚にとって
あなたにどんな価値があるというのだろうか？

ちがう？

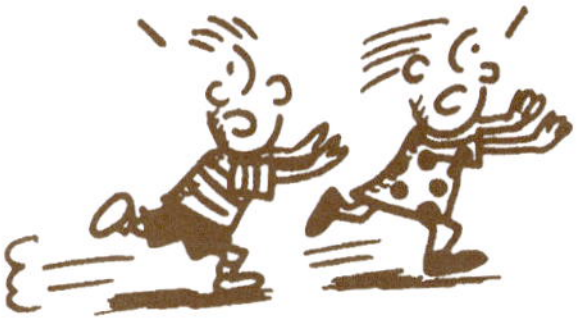

オーケー。
あなたの人生なのだから、何を選ぶかはあなたの自由。
でも、しょっちゅう風邪をひいたり、
頭痛がしたり、ときどき感染症にかかったり、
脚を骨折するようなことがあっても驚かないこと。

どうしてか、って？

それは、あなたが仕事への嫌悪をそこらじゅうに
まき散らしているので、身体がこう言っているのだ。
「うわぁ、ここはひどい場所だ。
そこに行かなくてもすむように、
しばらくのあいだ病気になってあげる」と。

そんなこと
信じられない、
って？

よろしい。仕事をやめて、
なにかやりがいのあることを見つけ、
それから何が起こるか見てごらん。
自営ですることであればさらにいい。
あるいは家でじっとしているのもいい
（そして健康保険を適用してもらおう）。

2

少し不要な存在になる

あなたは上司にかわいがられている。
遅くまで働き、週末も働き、すべてを引き受け、
会社全体の動きもよくわかっている。
あなたがあまりに有能なので、仕事はどんどん増えていく。
ついには、あなたは他のすべての人の
仕事もやってしまっている。
どうしてこんなことをしているのか？

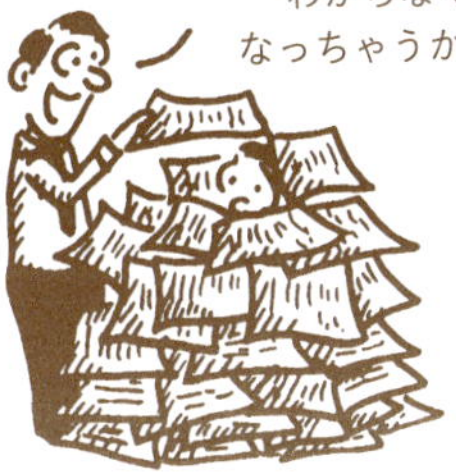
「あとひとつだけ
ファイルしといて。
ぼくがやるとどこにあるか
わからなく
なっちゃうから」

それは自分が必要とされていると感じることができるから。**なくてはならない存在だという思いが、あなたを支配している**のだ。でも、実のところ、何がどうなっているか、あなたは他の人にわからないようにしている。そんなことをしているとどうなると思う？　どんどんストレスがたまり、ある日重症の偏頭痛におそわれる。それで仕事に行けなくなる。

いちばん残念なのは、
あなたがいなくてもみんな何とかやっていける、
ということ。実際やれるもの。

だから休みなさい。

何のためにそこまで必死になってやっているの？
少しはいなくてもいい存在になって、
何が起こるか見てみよう。

わかった？
（残念ながら！）
世界は終わらないのだ。

3

タイム・アウト

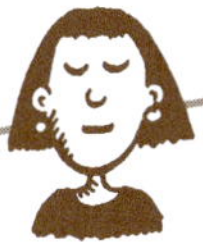

忙しく働いている最中にも、
少し休息をとったほうがいい。

すべてを止めてみよう。

5分間なにもしないでいると生産性が2倍になる。
ぶっつづけにがんばって、
どれだけ創造的で生産的になれるだろうか？
仕事が終わるころには自分を見失っているだけ。
ここでメディテーション（瞑想）をやってみよう。
まわりのことを遮断するのだ。
そうしてリフレッシュして仕事にもどれば、
効率が2倍よくなる。

4

結果を切り離す

ここでも期待をはぐらかすことについて考えよう。締め切りのことは忘れよう。間に合うか、間に合わないかのどちらかなのだから。大汗をかいて、自分を見失うまで働き、ストレスを感じながらそこにたどり着く（着かないこともある）か、あるいは、「別のやり方」でそこにたどり着く（着かないこともある）かのどちらかだ。「別のやり方」とは、断固として現在にとどまるということ。あなたがたった今やっていることに集中するのだ。違いが感じられるだろうか？　心が落ち着いて生産性が上がるはずだ。で、締め切りは？　大丈夫！　余裕で間に合っている！

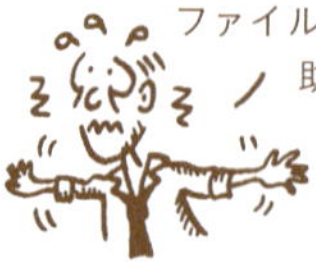
「考えられない！
報告書をなくしてしまった！
これを仕上げなくては！
締め切り！　締め切り！
ファイルはどこいった？
助けて！」

締め切りに間に合わせようと自分と闘っている。

今のことに集中し、生産性をあげる。

人づき合いと「あいつ」

あなたが他の人とかかわっているときに、
この「あいつ」は出てくる。これはなかなか扱いにくい。
というのも、こちらが腹を立てていると、
人はこちらが期待しているのとはちがったふうに
ものごとをしがちだから。ここで大事なことは、
あなたが期待していることを
別の角度から
見てみるということ。

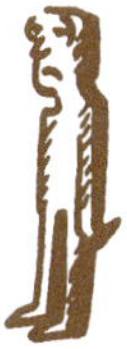

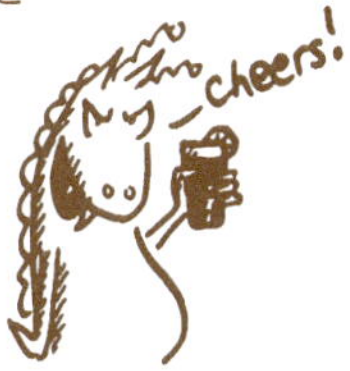

自分にこう
聞いてみよう

自分はどれくらい**柔軟性**があるか？
自分はどれくらい**自由**に反応できるか？

自分と他人に動ける余地があればあるほど、
自分も他人もリラックスできる。

油断ならないタイプ

もちろん、どれだけよかれと思ってやっても、
こちらが試されるような状況に出会ってしまうこともある。
そのいい例が（怒っている「あいつ」で
見てきたように）気難しい人を相手にするときだ。

そんなときには以下の質問を自分にしてみよう。

1. **この人の言動がどれほど私に影響を与えているか？**
2. **私はどのような反応をしてきたか？**
3. **事態を変えるために私には何ができるか？**
4. **考えられる結果は何か？**
5. **起こりそうな結果は何か？**
6. **この人がいなかったら私の人生はどうなるか？**
7. **どうして私はこの状況に陥ったのか？**
8. **どうして私はこの状況にとどまっているのか？**
9. **私はこの人をはっきりと見ているだろうか？**
10. **私には危険を冒す覚悟ができているか？**

ひとつずつ見てみよう

1
影響

この人の言動がどれくらいあなたの人生に
影響を与えているのだろうか?
それに対して態度を変えることは可能だろうか?
耐えられない最悪の状況(たとえば暴力)を10として、
状況を1から10までの段階で表してみよう。
もし事態が上位にランクされるなら、
離れたほうがいいのではないだろうか?

2
あなたの反応

あなたはどうやってこの状況に
巻きこまれてしまったのだろうか?
いつもやられっぱなしなのか?
優位に立っているのか?
あなたが支配できるのはどの分野で、
支配できないのはどの分野なのか?
そういうのはあなたの問題なのか、
それとも他の誰かの問題なのか?

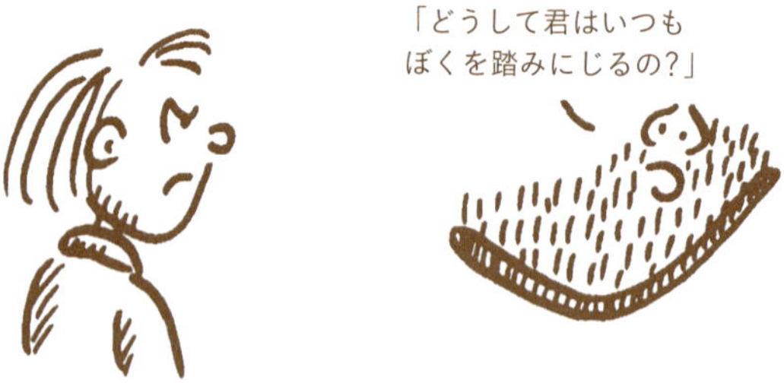

3
あなたの変化

あなたは何か変えることができただろうか?
他の誰かを変えようとするのは忘れたほうがいい。
それはあなたの役割ではないから。
あなたは彼らに抵抗して自分の立場を
はっきりと言うことができただろうか?
他の人に頼らずに自分の計画を
立てることができただろうか?
人のゲームに入っていくのを拒否することが?
その場を後にすることが?
他の人をもっと思いやりを持って見ることができただろうか?
恨みつらみを手放すことが
できただろうか?

4
考えられる結果

(最善であろうと、最悪であろうと)
変化の結果はどうなりえるだろうか?
あなたが何もしなかったら、
どうなるだろうか?

5
起こりそうな結果

あなたが変化を起こしたら、
もっとも起こりそうなことはなんだろう？
それはあなたの
問題だろうか？

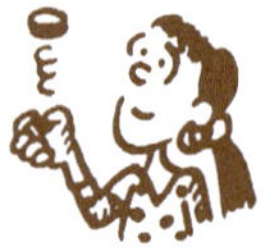

6
彼らのいない人生

この人たちがもうあなたのまわりに
いないとしたら、どうなるだろうか？
それは本当に最悪のことだろうか、
それとも最高の
ことだろうか？

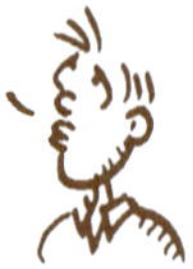

7
どうしてあなたは ここにいるのか？

この状況はなんらかの意味であなたに
利益をもたらしているか？
（これについては、本当に正直にならなければならない）
この人はあなたに優越感をもたらすのか？
義《ぎ》憤《ふん》を感じさせるのか？
ネガティブなものにせよ、
あなたが注目される
ことになるのか？

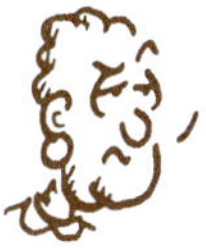

8
どうしてとどまっているのか？

この状況が耐えられないのなら、
どうしてとどまっているのか？
こわいからだろうか？
この状況はあなたや、あなたの自尊心について
何と言っているだろうか？

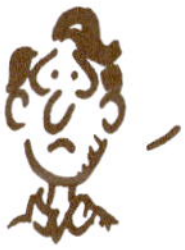

「もし他に
誰もいなかったら
どうだろうか？」

9
何が見えるか？

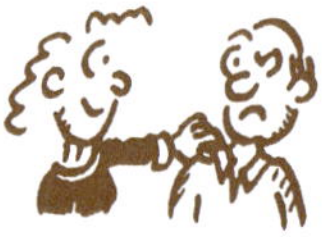

もう少し深く見てみよう。
この人はどこからやって来たのだろうか?
彼らはひどく惨めだろうか? 悲しんでいる?
さびしがっている? 彼らには何が必要なのだろうか?
支えてもらうことで彼らは利益を得ているだろうか?
許してもらい、理解してもらうことで?

10
リスク

自分のために状況を改善するリスクを
冒す覚悟がどれくらいできているだろうか?
今より気持ちよくいられるために
行動を起こす覚悟がどれくらい
できているだろうか?

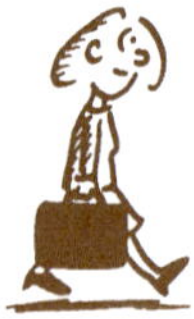

これらの質問を使って、あなたがこの状況のどの位置にいるのか、そしてこの状況を改善するために、他の人が変わることを当てにするのではなく（彼らは変わらないだろうから）自分が変えられることを考えてみよう。

他の人とかかわるときに
考えること、やってみること

私たちの中の「最悪」の部分は、
「最高」のものと同じであることもある。

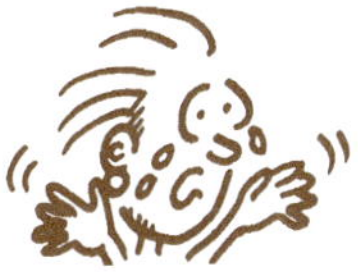

感情的すぎる

熱心

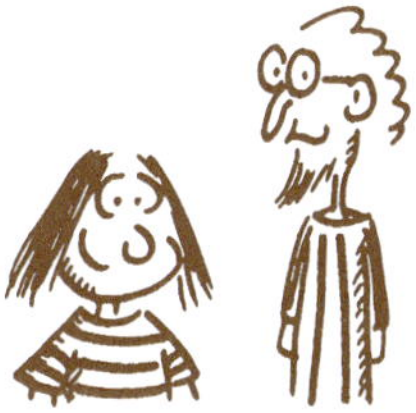

あなたとは「違っている」という
他の人の権利を尊重しよう。

「とても愛せそうもない人を愛する」には、
その人を家族のようにあなたと
つながっている人として見ることだ。
その人がやっていることは好きでは
ないかもしれないが、とにかくその人を愛してはいる
（そして、その人を許す）、というふうに。

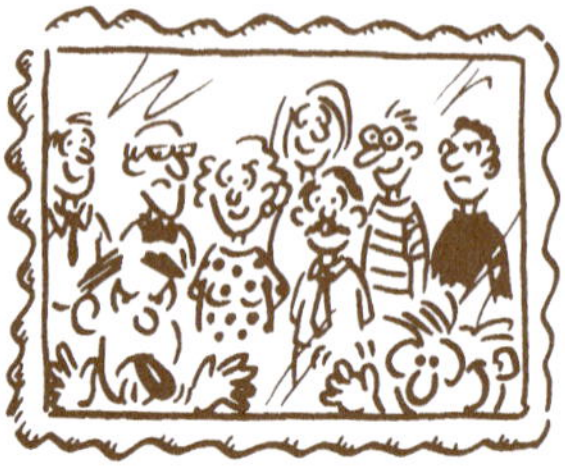

アドバイスをするのは考えもの。
他の人にとって何が最適なのか、
あなたに本当にわかっているだろうか？
アドバイスを求められたのならしてもいいけれど、
相手の人に選択権を与えること。
「〜してみたらどうだろう？」というふうに。

「〜すべきなんだよ」

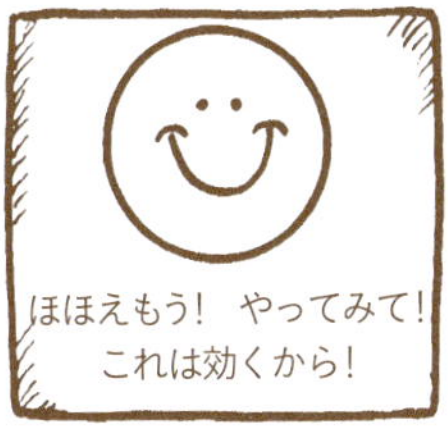
ほほえもう！　やってみて！
これは効くから！

あなたは他の人のことに
どれくらい関心があるだろうか？
彼らの考えや意見や気持ちを
どれほど求めているだろうか？

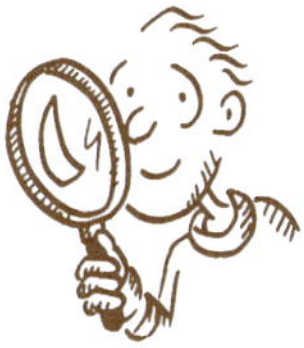

どれくらい
聞き上手だろうか？

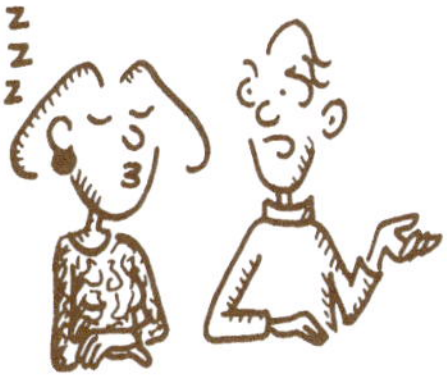

自分には知らないことも
あると認めても大丈夫。

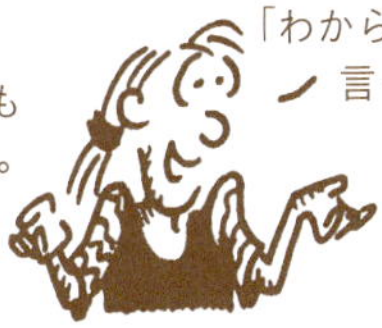
「わからないから…
言ってよ」

何かまちがったことをやってしまったら、ふつう本人も
わかっている。だから攻撃する必要はない。
必要なのは助け、支え、あるいは許しだ。

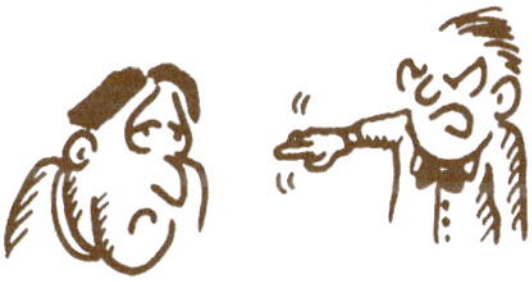

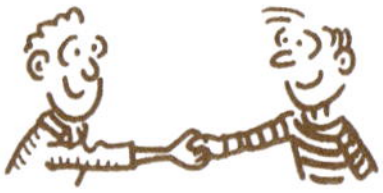

協力は競争に勝る

あなたが自分に
ふさわしいと思う人生を
生きるのに、
誰の許可も必要ない。

「きみが正しいことをすると期待しているよ」
「やってますよ。自分なりに」

あなただけの
幸せ、平和、自由を
広げていって、それから…
それをまわりと分かち合おう！

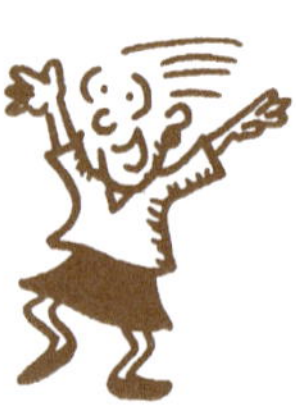

恋愛と「あいつ」

愛って何だろう?

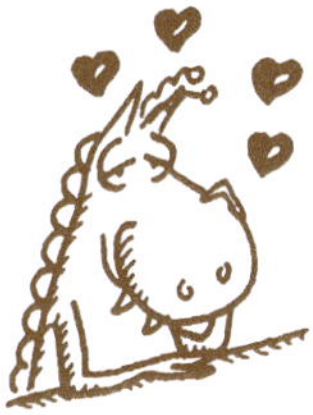

50人にこの質問をすれば
50通りの答えが返ってくるはず。

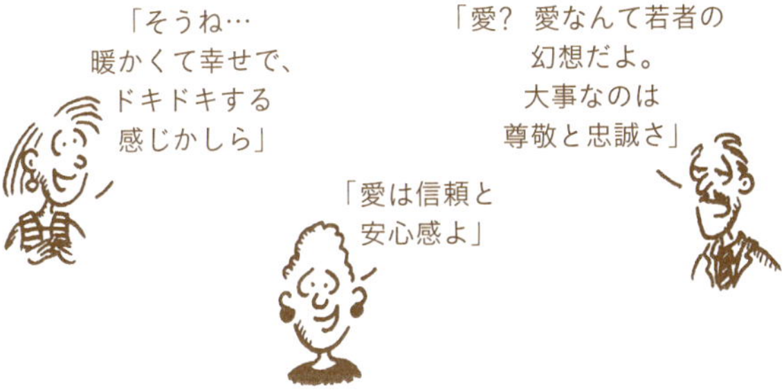
「そうね…
暖かくて幸せで、
ドキドキする
感じかしら」
「愛は信頼と
安心感よ」
「愛?　愛なんて若者の
幻想だよ。
大事なのは
尊敬と忠誠さ」

愛を定義するのはむずかしい。
つまり、人によって違う、ということだ。
だから、私たちがロマンチックな愛について話すときには、
愛でないもの、愛であるはずのないものを
見るべきかもしれない。

愛はイヤな気持ちになるものではないはず!

それなのに、恋愛中と思しき人の多くが、
そんな気持ちになっている!

「私たちこれから
どうなるんだろう?」

心配したり…

「ブツ、ブツ、ブツ。
それしかできないのか」

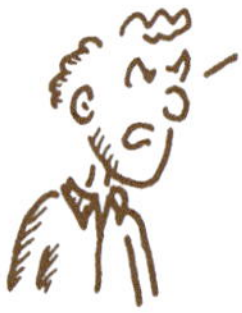

文句を言ったり…

「君はいつも
そう言うじゃ
ないか!」

「言ってません」

ケンカをしたり…

自分が「愛している」人の悪口を言う

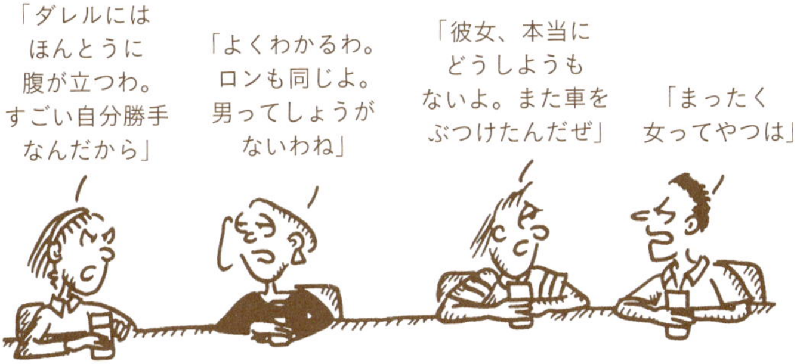
「ダレルにはほんとうに腹が立つわ。すごい自分勝手なんだから」
「よくわかるわ。ロンも同じよ。男ってしょうがないわね」
「彼女、本当にどうしようもないよ。また車をぶつけたんだぜ」
「まったく女ってやつは」

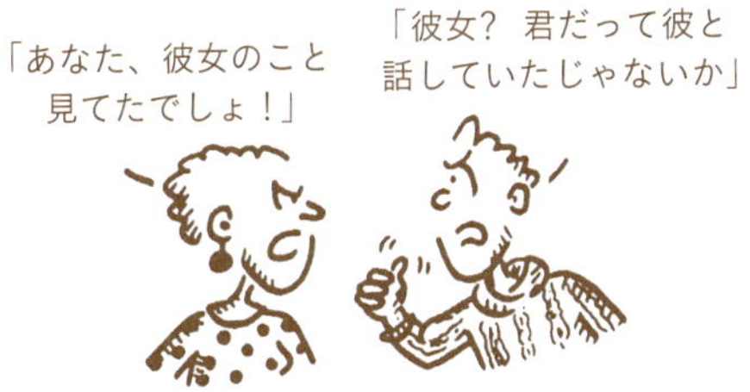
「あなた、彼女のこと見てたでしょ！」
「彼女？ 君だって彼と話していたじゃないか」

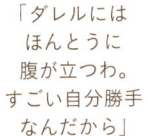

嫉妬もするし…

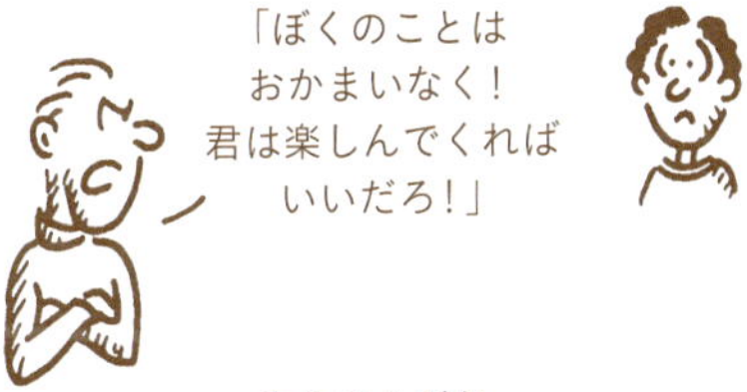
「ぼくのことはおかまいなく！君は楽しんでくればいいだろ！」

うらやんだり…

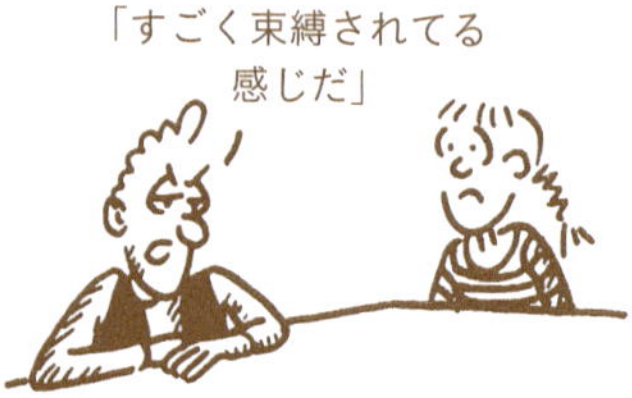
「すごく束縛されてる
感じだ」

**その人と一緒だということを
恨んだり…**

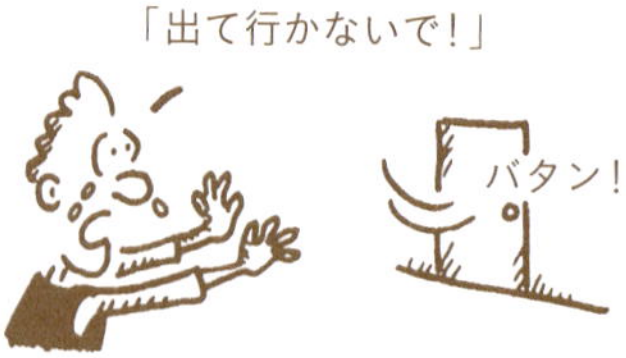
「出て行かないで！」
バタン！

**それなのにその人を
失うことを恐れている**

そして

誰か特別な人が現れたとき、
たいていの人がまずしたいと思うのは何だろう？

それはその人を変えること！

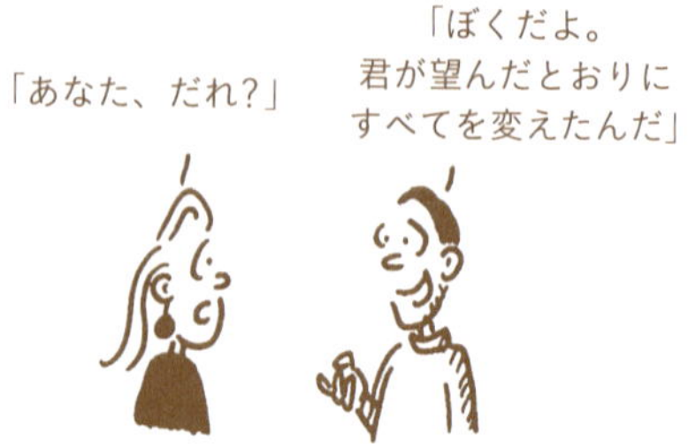
「あなた、だれ？」
「ぼくだよ。
君が望んだとおりに
すべてを変えたんだ」

…であってくれれば。

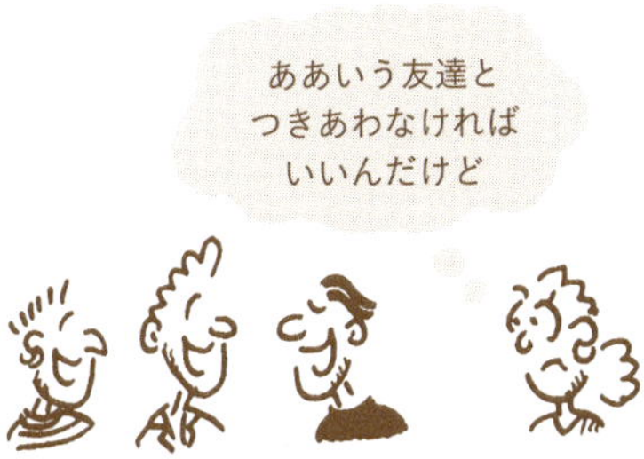
ああいう友達と
つきあわなければ
いいんだけど

…であってくれれば。

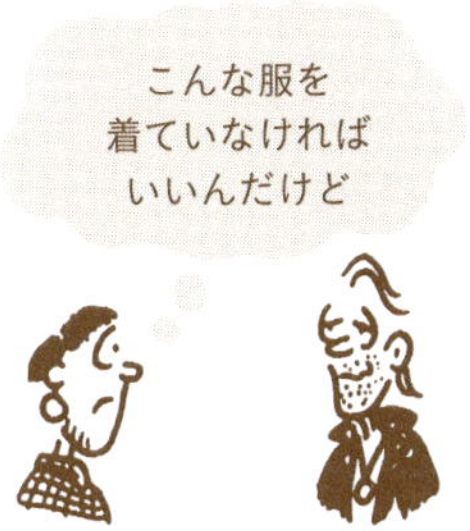
こんな服を
着ていなければ
いいんだけど

…であってくれれば。

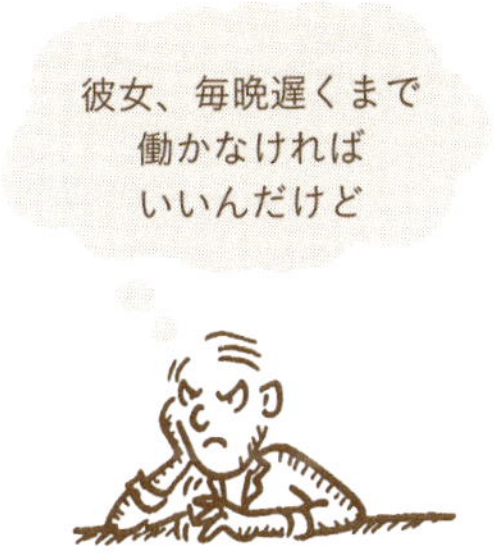
彼女、毎晩遅くまで
働かなければ
いいんだけど

もしこれを愛だというのなら、
まるで地雷原だ！　まさに「あいつ」たちの王国だ。
ここには怒っている「あいつ」、
心配性の「あいつ」、犠牲者ぶる「あいつ」、
その他すべての「あいつ」がなだれ込んできている。

でも、待って！

その「あいつ」たちはあなたに何て言ってる？

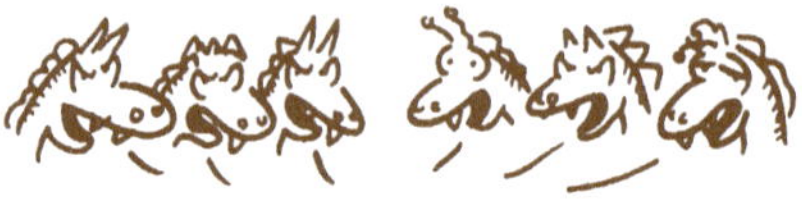

「昔ながらのやり方じゃあうまくいかないよ！」

そろそろ考え直すとき、そうでしょ？
さあ、始めよう。

**Q.あなたにとっていちばん親しい人たちは、
たいてい何をする？**

A.あなたの「あいつ」ボタンを押す！

親しいパートナーほど、あなたの恐怖心、
融通の利かなさなどを見せつけてくれる人はいない。
あなたがこれほどリスクを冒し、
本心を打ち明け、相手を信頼し、心を開けるのは、
パートナーの前以外どこにあるだろうか？

だから

愛を別の角度から見てみたらどうだろうか？

愛は〜以下のもの、愛は〜以上のもの、というふうに考えると？

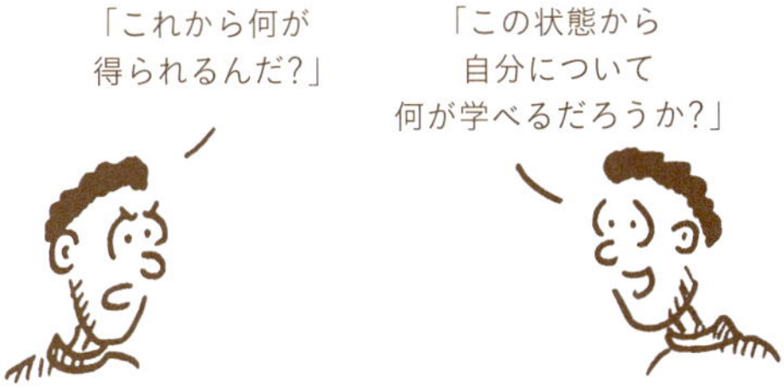
「これから何が
得られるんだ？」
「この状態から
自分について
何が学べるだろうか？」

恋愛に顔を出す「あいつ」たちから学ぼう！

あなたの過去の恋愛を振り返ってみよう。
同じパターンが見えてこないだろうか？
いつも同じ問題が起こらないだろうか？
いつも同じ問題を繰り返していないだろうか？
そこでのあなたの役割は何だろう？
今こそそのパターンを破るチャンスだ。

たとえば

1
愛情を求めすぎる「あいつ」

私たちは自分の必要を満たすために他人に目を向けることが多い。**自分の幸せのためにその人を必要としている**のだ。こんな態度でいると、相手を失うのではないかという恐怖が生まれるだけでなく、相手にあなたの必要なものをすべて提供させるというとんでもない責任を負わせることになる。あなたが自分で見つけることのできないものを、どうやってその人があなたに与えられるだろうか？ たとえその人が完璧だとしても、自分のことを不完全だと感じているあなたは、その人が差し出してくれるものを受け入れることができるだろうか？ 自分はそんなことをしてもらうに値すると思えるだろうか？

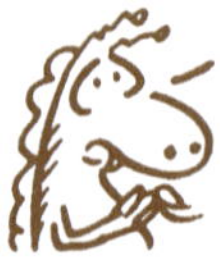

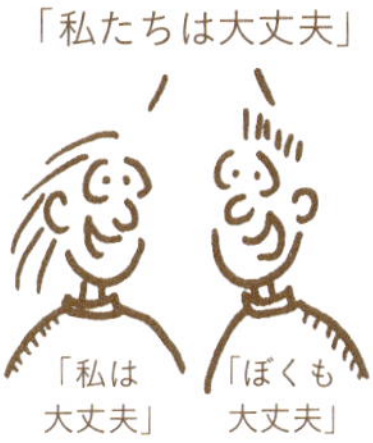
「私たちは大丈夫」
「私は
大丈夫」
「ぼくも
大丈夫」

自分の面倒を見、自分に必要なものを用意し、自分を尊重し、自分を養っていくということは、他の人の愛を含めて、自分にとって心地いいものを受け入れるということ。でも、すべてが満たされたと感じるために、他の人やものに**頼って**はいけない。あなたひとりで十分なのだ。

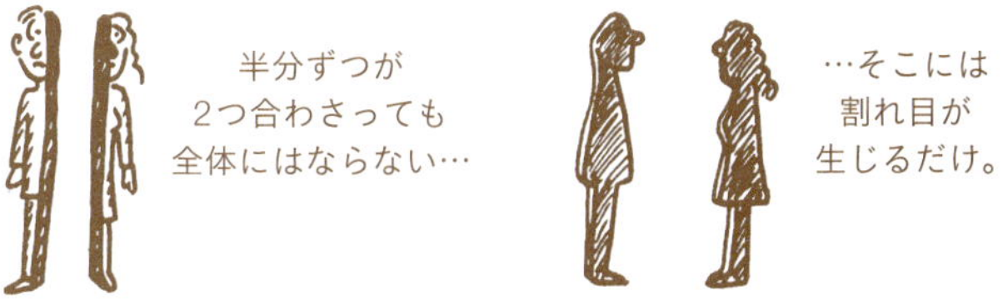
半分ずつが
2つ合わさっても
全体にはならない…
…そこには
割れ目が
生じるだけ。

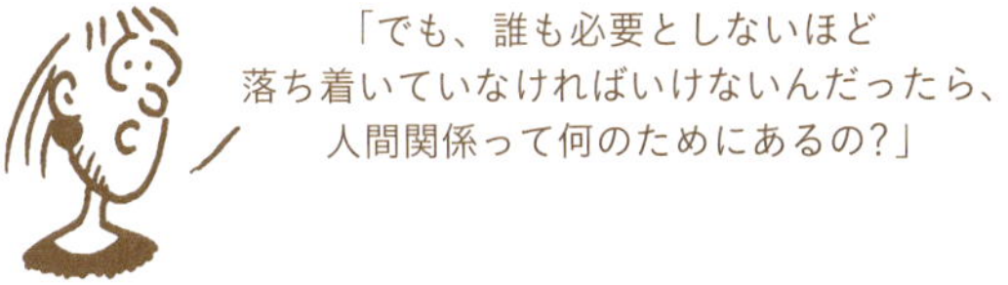
「でも、誰も必要としないほど
落ち着いていなければいけないんだったら、
人間関係って何のためにあるの?」

山の上にひとりで座り、宇宙のことを瞑想して
心が満ち足りる人というのは、ごくわずかだ。

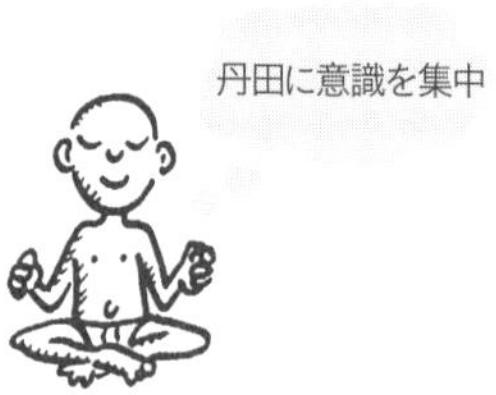

だから、他の人があなたの人生にやってくると、
突然、障害物や抵抗、「あいつ」たち、
つまりあなたが完全な状態でいるのを邪魔するものを
どう扱えばいいかという集中レッスンを
受けているような感じになる。この人はあなたを映す鏡だ。
だったら、学んでしまおう。
自分に必要なのは変わること、
と今のあなたはわかっている。

自分の面倒をみるというのは、たったひとりでやらなくてもいい。大切なのは、他の人たちとのかかわりの中にある。親密な関係は自分を十分に表現する場だ。あなたが相手を信頼し、許し、柔軟になり、相手にスペースを与えることができるかどうかを、この関係が教えてくれる。また、怒り、恐れ、嫉妬、期待、所有欲などあなたにしつこくまとわりついてくるさまざまな「あいつ」たちについても教えてくれる。自分の面倒をみるということは、あなたが自分について心地よく感じたり、満ち足りた気持ちになるのを、これらの障害物が邪魔していると気づくことだ。

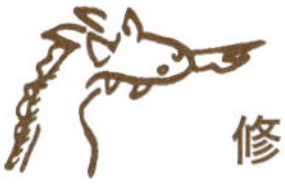

2
修理屋の「あいつ」

誰かを変えたいというのは、私たちが**その人**ではなく、**こうなるかもしれない人**を迎え入れているということだ。あなたは「この人」を愛しているのか、それとも自分のためにはこの人はどうである**べき**か、という「あなたの考え」を愛しているのか？**あるがまま**のその人を受け入れるというのは、その人が変わることを期待することではない。

「彼がいい車に乗っていて、
黒い服を着ていて、
まともなしゃべり方をして、
ケージャン料理を好きでいてくれたら、
いうことないんだけどね！」

「だけど、そうなったら
まったく別人じゃない？」

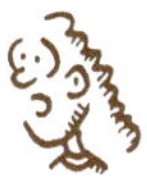

基本的には……

**あなたに見えているものが
あなたが得たもの！**

「だけど、会ったときから
私がピエロだって
知ってたでしょ」

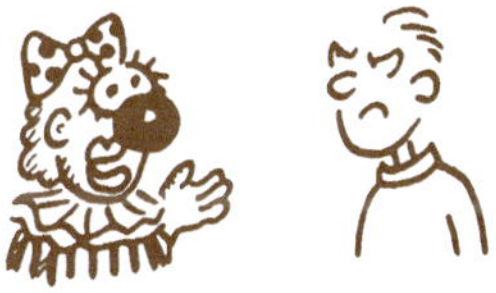

その人はあなたと会うまでそのままでうまくやってきたのだ。あなたにも理由があるように、その人にはその人なりに今の状態でいる理由がある。他の人にとって何がいちばんいいかなんて、どうしてあなたにわかるだろうか？　あなたが望んでいるのは、**その人**にとっていちばんいいことではなく、**自分**にとっていちばんいいことなのではないだろうか？
違いを尊重しよう。2人で楽しんでいることをもっと認めよう。いいことに集中すると、他のことは問題ではなくなる。もちろん、その人の行動があなたに問題をもたらすのであれば、その行動を必要に応じて変えてもらうよう勧めることはできる。相手が同意してくれることもあるだろうし、してくれないこともあるだろう。変えることが相手の最大の関心事であれば、変える決心をしてくれるだろう。

でも、**最後通告**を出すのは、
あなたのルールに従えと相手を脅していることになる。
こんなやり方で望んでいることを手に入れたとしても、
それは相手の**自由な意志**からではなく、
あなたを失う**恐怖**から反応しただけ。

そんな状況なら、たとえあなたは**勝った**としても、**負けた**のだ。

「オレは芝居なんか大嫌いだ。
だけど、行けばいいんだろ！」

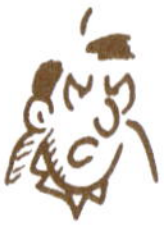

「楽しむはず
だったのに」

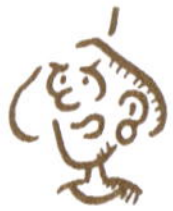

3
テレパシー好きの「あいつ」

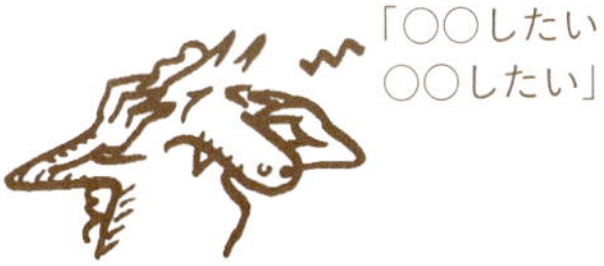

それでも、あなたの要求に合わせるために
相手に何かを要求するのと、自分でそういう要求を
満たすことに責任を持つのとでは大きな違いがある。
皮肉なことに、それらの要求を満たすために、
相手がかかわってくることもある。
ここで大事なのは、相手に察してもらおうとするのではなく、
自分の要求をきちんと言うこと。

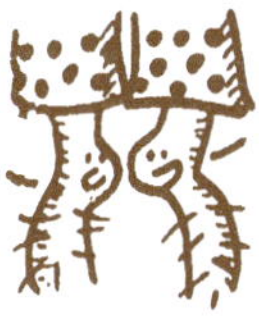

たとえば、あなたが落ち込んでいるのに、
パートナーは友達とでかけようとしているとしよう。
あなたがひとりぼっちでいるのに、
彼には思いやりがないと怒るのではなく、
あなたの気持ちを彼に言ってみよう。

「あなたに予定があるのは
わかっているけど、
今夜はやさしくしてほしいの」

「そうだね…
早く帰ってくる
ようにするよ」

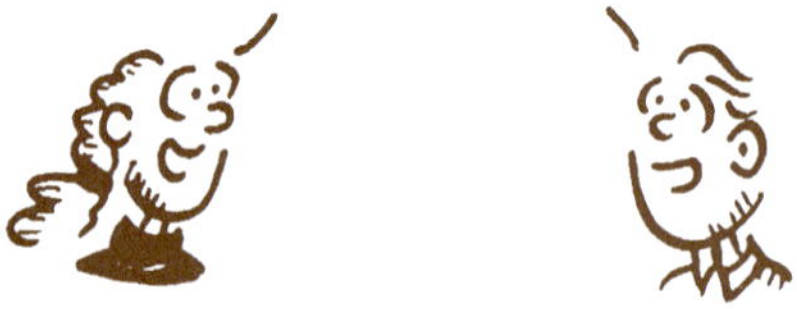

相手のテレパシーに頼るのではなく、あなたが望んでいることを相手に頼んでみよう。相手に**意志を伝える**ことによって、あなたは自分の気持ちに責任を持つことになる。これでやっとパートナーにもあなたの気持ちがわかる。それで2人の間にあった空気もすっきりする。相手があなたの望むものを与えることができるかどうか（あるいは、喜んでその気になるかどうか）はわからない。
だけど、大事なのは、ぼんやりした言葉にならない信号を発するのではなく、あなたが自分の要求をはっきりと伝えたということ。はっきりしない態度だと、相手はわけがわからないかもしれないし、そうなるとあなたは不必要にふてくされたり、腹を立てたりしてしまうこともある。

4
所有欲の強い「あいつ」

「○○したい、○○したい」

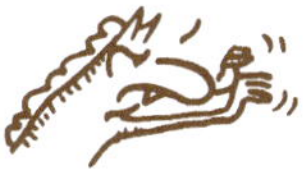

誰かを愛するとは、あなたが自分のために望むように、
その人のために最善のことを望み、その人が成長し、
個性をいかした最高の人へと
進化してほしいと思うこと。
だけど、その人のために最善のことが、
必ずしもあなたが選びたいものとは限らない。

さあ、
ここで厳しい質問をしよう

その人にとって最善のことが、
あなたと別れることだと
したらどうする?

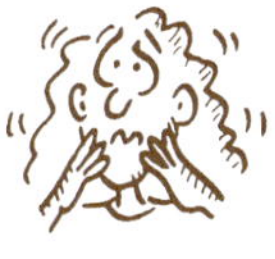

本気で執着していないもの
——たとえば、車や仕事など——
を手放すのは、簡単だ。
だけど、それが大事な人だったら?

こんなふうに見てみよう…

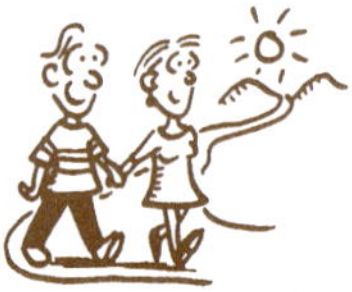

あなたと今の相手は二つの
違う道を旅してきたけれど、
ちょうど今その2本の道が交差した。
今のところ、あなたたちは同じ道にいる。
だけど、あなたたちが進むにつれて、
風景は絶えず変わり、道もくねくねと曲がって、
先はハッキリとは見えていない。
次に交差点が現れて、相手は一方に、
あなたはもう一方の道に進むことになるかもしれない。
そこであなたは選ぶことができる。

A

その人が最高の旅をすることを願い、
(たとえ悲しくても)その人を行かせる。

それとも

B

相手にしがみつき、ふと気がつくと
あなたは本来の道から遠くはずれ、
自分の居場所のないところにいる。

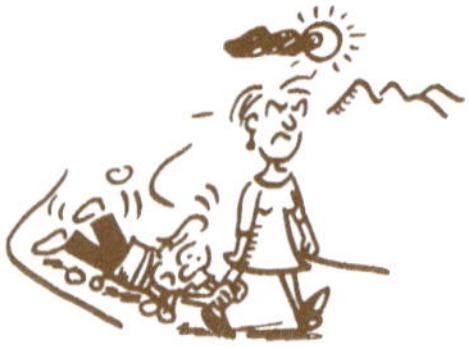

あなたが今誰かと一緒に歩いているのなら、それでよしとしよう。その人に何も要求せず、その人もあなたに何も要求しない。あなたは**今だけの旅の相棒であることを選んだ**のだ。その人に唯一無二の相手、**最後の恋人**、**ソウルメイト**になってもらいたいという思いは手放そう。どうして、って？ そういうふうに決めてしまうと期待がでてくるから。相手にとって「すべて」という存在でなければ、まちがってもいいし、自分探しもできるし、ずっとその場にとどまらなくてもいい（もっとも、そういう選択をするかもしれないけれど）。

だから

誰かを愛するとは、
以下のことを見つけることと
考えたらどうだろう。

自分がどれほど愛しい人間になれるか。

自分がどれほど柔軟になれるか。

自分がどれほど忍耐強くなれるか。

自分がどれほどやさしくなれるか。

自分がどれほど相手を許せるか。

そして、どれだけ手放すことができるか。

そんなわけで

愛に関する「あいつ」退治は

「私は愛されている。
私はやさしい。
私は愛すべき人間だ」

**自己愛を
推し進めるために**

**アファメーションや
視覚化を行なう**

あなた自身を育み、支え、
愛することができるようになれば、
他の人に頼ってそれを提供して
もらわなくてすむようになる。

さらにいいことに、自分のことを愛されるに値すると
受け入れることができるようになればなるほど、
愛を受け入れるのも与えるのもたやすくなっていく。
自分を愛するようになるとあなたは
もっと魅力的にもなる。
勝者は魅力的なものだ。

今、どうするか

未来のことは成り行きにまかせよう。今は、
その人といる時間を楽しもう。その人から学び、
その人と共に成長しよう。こうなってくれれば、
という理想の形ではなく、**あるがままのその人を愛そう。**

手放す

あなたが一緒にいる人には、あなたに出会う前の人生があった。その人が自分のためにする必要のあることは、今でもやはり大事なこと。だから、相手に（そしてあなた自身にも）自由に動けるスペースを与えよう。息が詰まりそうな環境では何も成長しない。要求や期待は手放そう。それぞれの**個人としての人生を分かち合おう**。関係とは所有という意味ではないのだから。

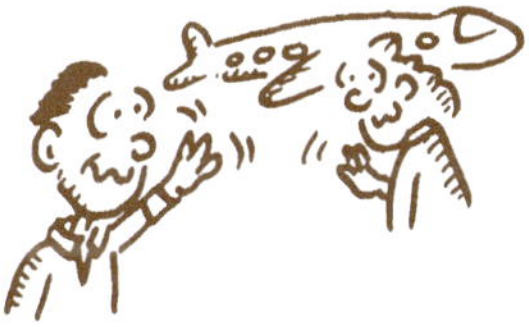

☆責任をとる

他の誰かのではなく、
あなたの考え方や言葉を持ち、行動すること。
あなたのパートナーの独自性を尊重しよう。
その差があまりにも大きすぎるときには…
あなたは**選ぶこと**ができる。

あなたにとって**いちばんいいこと**は
みんなにとっても**いちばんいいこと**。
なぜなら、あなたはあなた自身に
忠実でいるのだから。

6

「あいつ」と うまくやろう

Fit IT

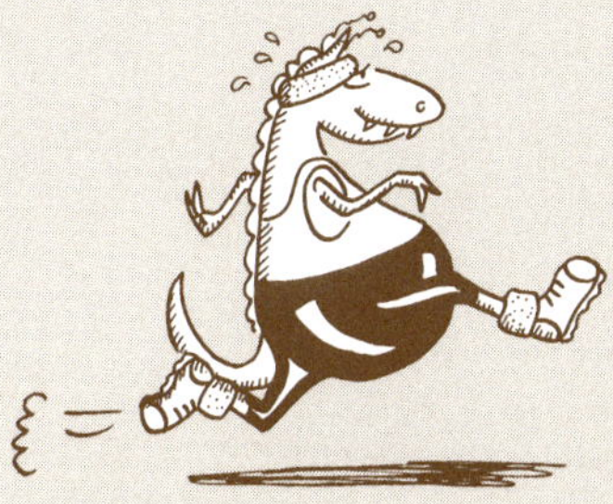

あなた自身を取り戻すとは、
あなたを**心、身体、スピリットを合わせた丸ごとの人間**
として考えるということでもある。
これまで「あいつ」と一緒にやってきた大変な作業は、
あなたの考え方を変えるということだった。
その新しい考え方とは、「選択をする」ということ、
自分のためにもっとも健全な選択を
するということだ。

だから

健康についていえば、
最善の選択とは以下のことを
含むはず。

いちばんいい考え方
いちばんいい身体の状態
いちばんいい信念

心

「心の糧だ！　よし！」

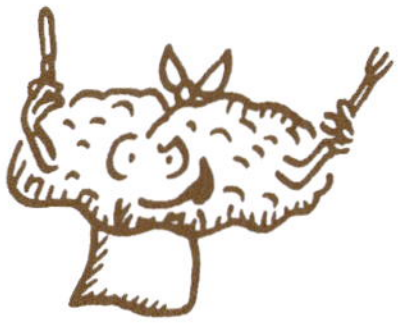

ここでは、心とは
あなたが与えたものを食べ、消化し、
それにふさわしい感情的反応を
生み出すもの、と考えること。

つまり

心に（ネガティブな考えなどの）
くだらないものを与えると、気分は悪くなる。
反対に、心に健全な考えを与えると、
より幸せで穏やかな気持ちになる。

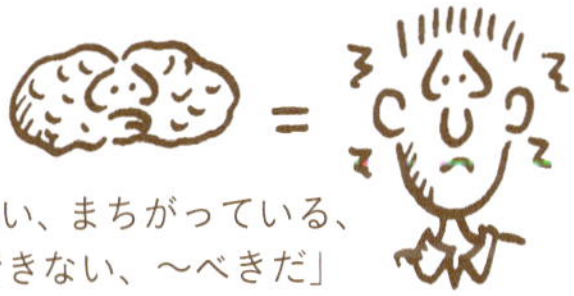

「悪い、まちがっている、
できない、〜べきだ」

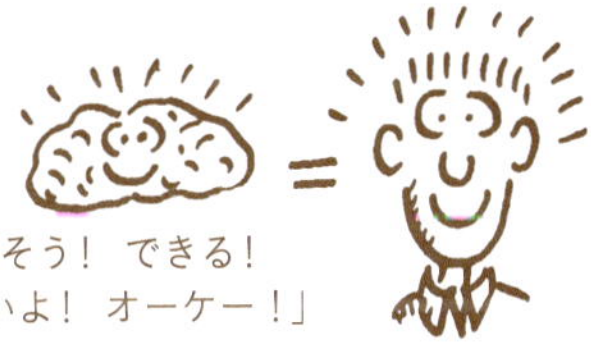

「そう！　できる！
いいよ！　オーケー！」

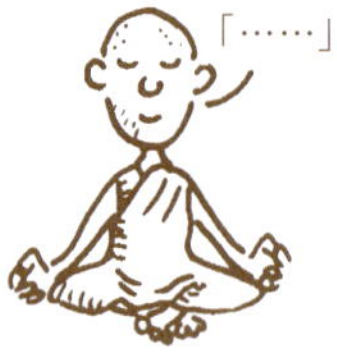

今まで見てきたように、
アファメーションや視覚化は
あなたに正しい心の糧を与えるのに大いに役立つ。
消化に関してもうひとつ大切なことは、
心が静かになれるようにゆっくり休むこと。
そうすれば、身体も感情も鎮まる。
そのためにはメディテーションが役立つ。

メディテーションというと、あわただしい日常生活とはほとんど関わりのない神秘主義者やヨガの行者などだけが行なっている風変わりなものと考えている人もいる。だけど、薪が燃えるのをじっと見つめていて、炎に魅せられたことがあったとしたら、それがメディテーションなのだ。そのときの感じを思い出せるだろうか？ 時間のことなどすっかり忘れていなかっただろうか？ まるですべての思考が止まったようで、特別に何かを感じたりはしなかったのでは？ メディテーションの定義は「注意の焦点を合わせること」と言えるかもしれない。

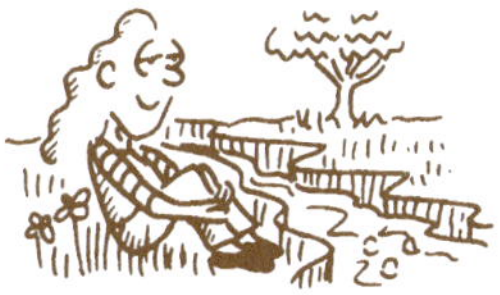

たとえば、あなたは川岸にすわって、川面を踊る光を見つめているとしよう。あなたの注意は川面の光、そのひとつのことにだけ向けられている。この「注意」という言葉が重要だ。「集中」は思考をなにか特別な方向に強いるところがあるが、「注意」は、ただ参加したり見たりしているだけで、心は情報から解放されて自由に漂う。つまり、川の水に焦点を合わせることで、あなたは心を鎮めているのだ。何の結論も出さなくてもいい。このエクササイズはそれ自体で完結し、そこには時間の衝突もない。あなたは「ただ存在している」だけ。つまり、あなたはメディテーションしているのだ。

それでは、どうしてメディテーションの教室があるのだろうか?

私たちは「内面に向かう」ことに慣れていないし、またひとつの場所に1時間もじっとして、「ただ存在している」ということにも慣れていない。教室に通えばすばやくリラックスできるテクニックを教えてもらえるし、注意の焦点を合わせてじっとしていることが自然にできるまでは、グループで行なったほうがやりやすい。安い料金や無料で受けられるコースもたくさんある。

メディテーションを始めるときに
知っておいたほうがいいことに、次のようなものがある。

1
身体的不快感

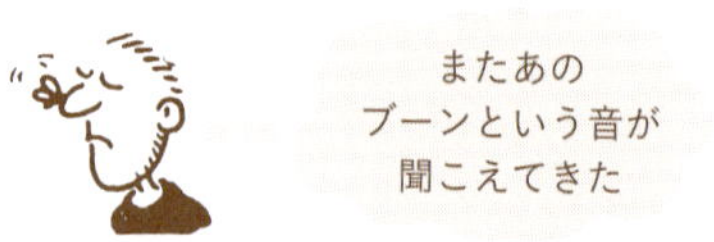

初めてのセッションでは、あちこちがムズムズしたりズキズキと痛かったりすることもある。長時間じっと座っていると思うと最初はイライラするかもしれない。そこで「あいつ」対策のテクニックを使ってみよう。つまり感覚や思いを静かにありのままにまかせる。その中に浸ってリラックスし続け、それからそれらを**手放してやる**のだ。

2
期待

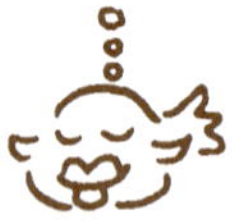

何も期待しないこと！　そうすれば、心が落ち着き、幸福感を得られる。要は躍起《やっき》になって何かを得ようとせず、深くリラックスした状態にただ浸ること。出てくる思いは、ただ泡のように表面に浮き上がらせ、やりすごせばいい。結論はいらない。さまざまな思いから**距離を置き**、思いをただ行き来させればいい。

メディテーションは不安障害の私たちに大切なことを教えてくれる。それは心の**奥深くは安全な場所だ**ということ！　あなたの心の奥深いところは聖域なのだ。「あいつ」もそこではあなたに触れることができない。リラクゼーションへと至る途中で「あいつ」のブツブツ言う声が聞こえてくるかもしれない。そんなとき、あなたと比べて「あいつ」がどんなに騒々しく落ち着きがないかに気づくかもしれない。これが身につけば、色々な状況でまわりの雑音を消すことができるようになる。スーパーで並んでいるときにも、腹を立てる代わりに周りの雑音を消すようやってみよう。

完全なるリラクゼーション
＝「あいつ」のいない領域

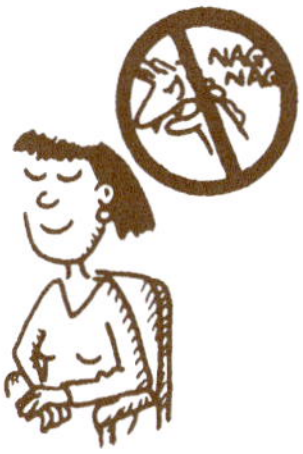

それから

メディテーションへと導くテープは
問題解決を助けるためにアファメーションや
視覚化を使っている。

身体

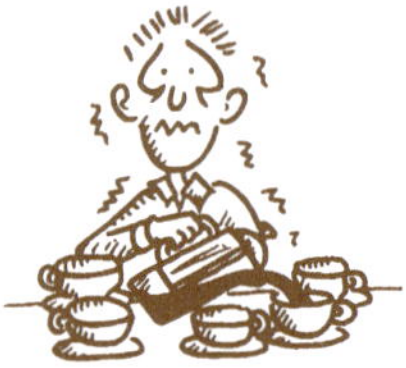

私たちが心に与えるものが感情に影響を与えるように、身体に与えるものも私たちの感情に影響する。不安障害の人はちょっとした身体上の変化にも敏感なので、**刺激物**がパニック発作や不安障害のときに経験したような兆候を誘発することもある。刺激物には以下のようなものも含まれる。

コーヒーと紅茶

アルコール
（特に疲れているとき）

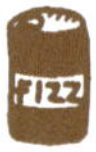

コーラ

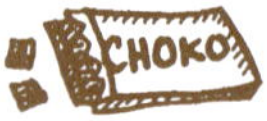

チョコレート

もう少し注意点をあげておこう。

1. **上にあげた刺激物を避けること。ハーブティーや代用コーヒーを試してみよう。お酒は、食事時に飲むグラス1杯のビールかワインを月に3〜4回までとする。**
2. **精製された炭水化物や砂糖（白い小麦粉、パスタ、パン、砂糖など）を避ける。これらの食物は、不安発作の兆候を作り出す低血糖の原因となることがある。特に空腹時はこれらを避けること。代わりに未精白のものを摂るようにしよう。**
3. **1日に3度、控えめでバランスのいい食事をとること。間食や過食をしないこと。**
4. **低脂肪の乳製品をとるようにしよう。ツナ、七面鳥、羊肉、レバーも有効だ。それから大量の果物と野菜を。**
5. **人口甘味料を避けること。これらはあなたを必要以上に活性化してしまう。**
6. **同じ理由から、過度にしつこい料理やスパイスの効きすぎた料理も避けること。**

自然療法

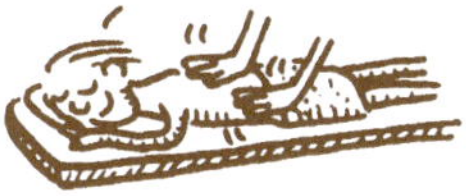

最近では自然療法に関心が向けられ、幅広い選択をすることができる。これらの療法はすべて、病気は身体の中でエネルギーが停滞したことから起こり、その停滞をなくしてやればエネルギーがまた体内を自由に流れて病気も治癒に向かうという考え方から出発している。これらの停滞は長期にわたるもので、感情に深く根ざしているものかもしれない。だから、自然治癒のプロセスは私たちがこれまで慣れ親しんでいる医療よりはゆっくりしたものであり、目に見える改善が表れるまでには何度か定期的に通わなければならないこともある。自然療法では、感情と心と身体には強いつながりがあると考える。だから、（ホリスティックなアプローチを使って）すべての病気の源としてその人を丸ごと扱う。治療の後、より深い感情的な問題が出てくると、後戻りしたように感じられることもあるが、この感覚はすぐに消えていく。全体的な治療は問題を軽減し、解放することに基づいている。マッサージ、鍼、運動生理学、指圧、自然療法などは不安障害に効くとされている。もちろんこれらに加えてカウンセリングも役に立つ。自分の回復と健康に以前より責任を持つという、あなたの新しい考え方も癒しのプロセスに大いに役立つはずだ。

運 動

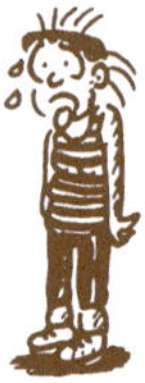

運動スケジュールや、贅肉が丸見えになるウェアや、息がはあはあするような激しい運動のことなど忘れて、歩きにでかけよう！ 1日30分から1時間キビキビと歩くと、身体的・感情的ストレスのはけ口となるだけでなく、身体もスリムになり、同時に自尊心も高まる。ウォーキングは身体に無理のない有酸素運動で、多忙なスケジュールの中でもできるし、おまけにタダだ！

ある種の運動は「あいつ」で悩んでいる人にはたいへん重要だ。不安のために、こわばった内向きな姿勢に「固まって」しまったり、自分の頭の中のことで「身動きがとれなく」なったりしがちだからだ。ウォーキングのような伸びやかで外に広がる動きは、あなたを「開く」のに役立つ。

また、心を落ち着かせてくれるという点で、
自然の癒し効果はどれだけ誇張しても
しすぎることはない。
だから、あなたに必要なのは
歩きやすい靴と、少しの時間、
それからちょっとした
地面だけだ。
さあ、やってみよう！

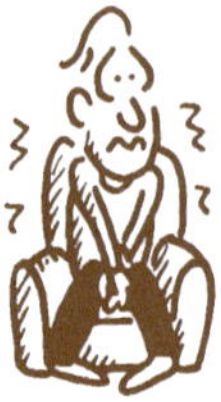

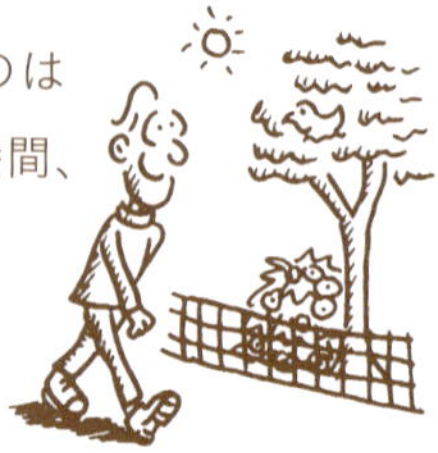

痛み

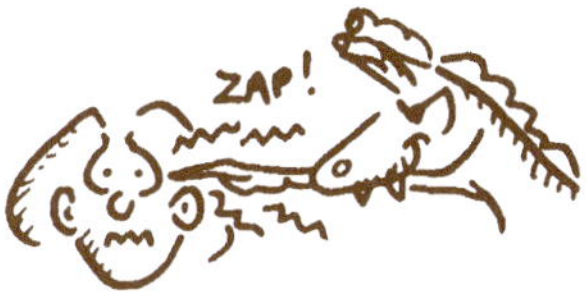

痛みは本当に身体的に出てくる「あいつ」だ。
あなたが恨み、抵抗し、闘えば闘うほど、
「あいつ」はあなたをつかんで離さなくなる。
焦点をずらし、手放してポジティブな考え方をするという
これまでと同じ「あいつ」対策が、痛みにも応用できる。
痛みも（それから他の病気も）
あなたに何かを言おうとしている。

痛む場所に注意してみよう。
その病気の原因が感情的なところにあると
わかっているのなら、自分の健康に関して
何かすることができる。
この意味では、慣用句の多くは実に
示唆《しさ》に富んでいる。

たとえば、「腹に据えかねる」「首がまわらない」「胸が痛む」

など、不調の原因が感情にあることを
教えてくれるヒントかもしれない。

たとえば、不安になるのは人生を信頼していないからかもしれない。つまり、流れに身をまかせないとか、安全だと感じるためにはものごとをコントロールしなければならないと感じているからかも。

メディテーションは痛みにも効く。
こうやってみよう。

目を閉じて、痛みのところまで行ってみる。
そしてそれを詳しく調べる。

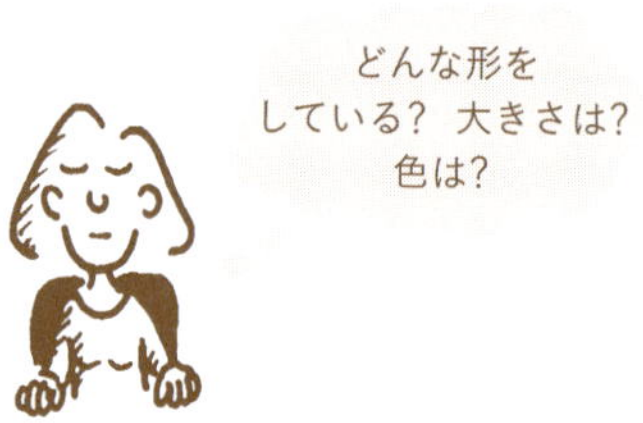

いったん痛みのはっきりした
イメージが描けたら、それを集めて
ボールのように丸めてしまう。
次に、そのボールがどんどん小さくなって、
最後にはマチ針の頭くらいになるところを想像しよう。
その小さなボールを指先（あるいは、
そのボールの場所によっては
足のつま先でもいい）
まで移動させて、
ポンとはじいて消してしまう。

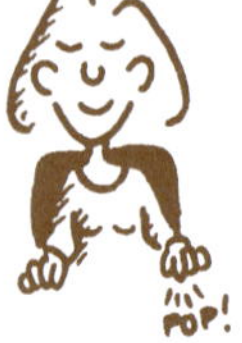

ついてない日

どんなにがんばっても、どんなに一生懸命やっても、うまくいかなくて前向きに考えられないような日もある。うまくいっていたことや、ものごとを好転させ、いい気分を味わえたことを、すべて忘れてしまいたい誘惑にかられる。そんなとき、あなたの助けとなる考え方をひとつだけあげられるとしたら、これだ。「今日は何をやってもうまくいかない日なんだ。ここで闘ったりしないで、流れに身をまかせよう。これが通り過ぎるまで、最悪な気分だと思うことを自分に許そう」

それから、何でも必要なことをすればいい。
イヤな気分に思い切り浸ってもいい。
謝ることはない。
明日になれば気分もよくなっているはず。
だいじょうぶだから。

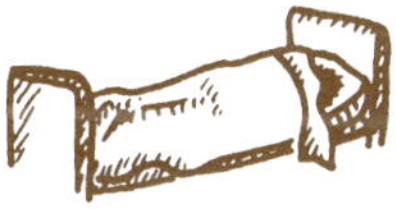

スピリット

スピリット（精神）って何だろう？ たいていの人が「スピリット」という言葉をオカルトや宗教と関連づけたがる。でも、あなたの知的、身体的存在の外側に、別の種類の自我——つまりあなたの「スピリット」が存在する。この自我は、あなたをあなたにしているもの。ユニークで特別なもの。ある人と会ったときに感じる特質や、ある場所の雰囲気などがこのスピリットだ。あなたの中には心や身体と同じように過去に「あいつ」に深く傷つけられた癒しを必要としている部分がある。

それをどうやって癒すのか？
たとえば、あなたがアイデアを満載した暮らしの
ガイドブックを持っていると考えたらどうだろうか？
どんな状況でも自分に求められているものは何か、が
わかっているとしたら？ そうだったらどんなことも
ずっと簡単になるのでは？

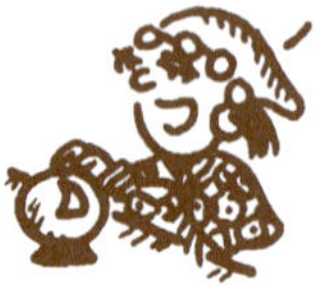
「あなたは背が高くて、
色の浅黒い人に
会うでしょう」

これまで、私たちは昔ながらのやり方では
うまくいかなかった、
私たちのスピリチュアルな自我――私たちが
何者であるかのエッセンスであり、
人生の目的――に再考が必要なのかもしれない、
と認めてはどうだろうか?
もちろん、これらの理想を目標とするかしないかを、
あなたは選ぶことができる。

だけど、やればやるだけ
いい気分でいられるように
なることを知っておいて損はない
のではないだろうか?
それをここにあげておこう。

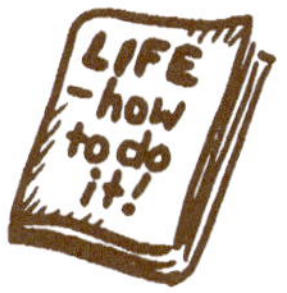

1. **もっと愛情あふれる見地からやってみる。**
2. **このひとときに生きる。**
3. **頭から抜け出て心に入り込む。**
4. **あなたがやることはすべてに影響する。**
   だから正しくやろう。
5. **流れに身をまかせる。**
6. **限界ではなくあふれるばかりの豊かさを信じる。**
7. **丸ごとの自分に対する責任を受け入れる。**

もっと詳しく見てみよう

1
愛

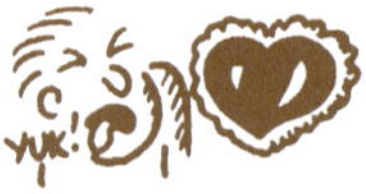

愛は弱気な人のためのものではない。
本当の愛はバレンタイン・カードに書かれている
甘ったるく感傷的な言葉のようなものではなく、
本当に自分を、他の人を、
そして人生を無条件に大切にするということ。
本当の愛は、ゲームでも、幻想でも、
操作でも、トリックでも、判断でも、羨《うらや》むことでもない。

こういうのは愛ではない

「いい子にしていれば
愛してあげるよ」

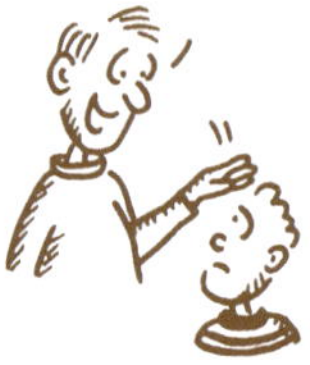

「ぼくから決して
離れていかないと
約束してくれたら、
愛してあげるよ」

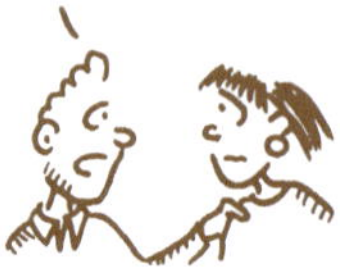

「9キロ減量したら、
愛してあげるわ」

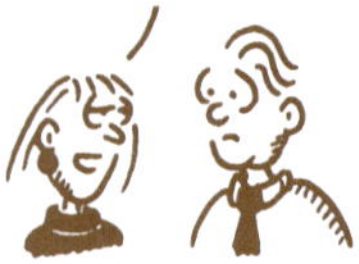

こういうのも愛じゃない

「あなたがすてきで、
ぜったい間違いをおかさなくて、
怒らなくて、こわがらなくて、
シワができなかったら…
あなたのこと愛してあげるわ」

「君がいないと
ぼくはだめだ。
ぼくは迷子に
なって
しまう…」

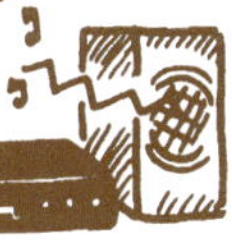

彼女みたいな
見かけだったら
よかったのに

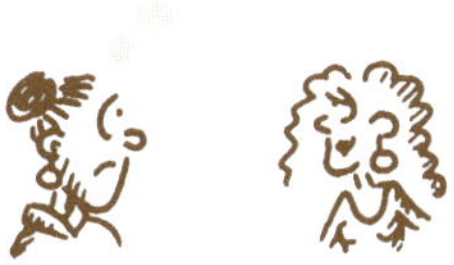

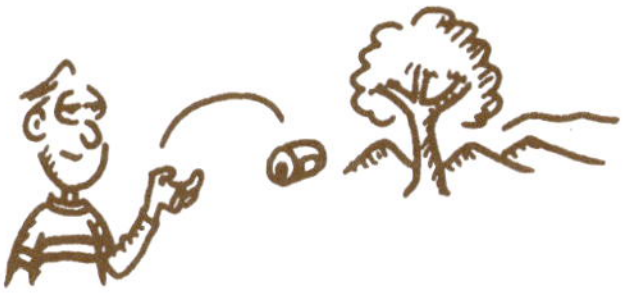

自分を愛するとは

あるがままの自分——
自分の「すてき」なところだけではなく、
自分のすべてを受け入れること。

他人を愛するとは

受け入れ、許し、尊重し、理解すること。
言葉だけじゃなくて。

人生を愛するとは

この地球を、生きとし生けるものすべてを尊重し、
生きていることそのものに**感謝する**こと。

ガイドラインが必要なら、自分にこう問いかけてみよう。

「どうやって愛情を示せばいいのだろう?」

愛は一方通行ではない。あなたが与えれば、あなたに返ってくる。
あなたは与えていない? それなら…

1週間、あなたが出会う人みんなを、
やることすべてを大切にするように努めてみよう。
やってみて、何が起こるかを見てみよう。

2
今を生きる

2章の「『あいつ』退治」のところで見たように、今現在をあなたの経験のすべてとする。「〜さえあれば」とか「もし〜なら」ということは忘れる。

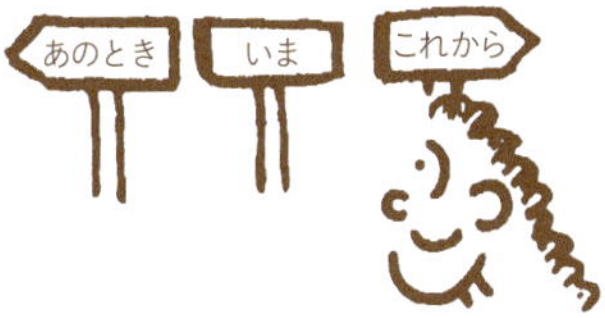

3
頭から心へ

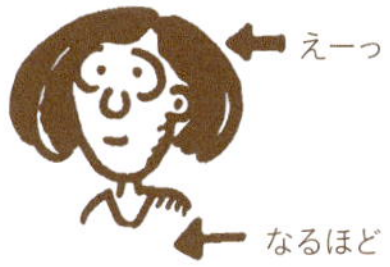

直感、本能、洞察力、どう呼んでもいいけれど、あなたは何をすべきかを知っている。あなたが自分の心の声をちゃんと聞いているかどうかを知るいちばん簡単な方法は、それが正しいと感じるかどうかだ。頭は聞こえてくるものが気に入らないこともあるけど、**心の声こそがあなたの真実だ。**

だから**本気で**耳を傾けよう。

頭から抜け出て心の声を聞くようにすると、
相手の言葉の裏側に何があるか気づくかもしれない。
彼らもさびしかったり、傷ついていたりするのかもしれない。

4
正しくやる

ひとりの人の気分がグループ全体に
どれほど影響するか気づいているだろうか？
もし私があなたに意地悪をしたら？
あなたはいい気分はしないだろう。
するとあなたは次の人にやさしくすることはなくなる。

と、次々こういうふうに続いていって、
連鎖反応が起こっていく。

あなたがすることは、いや、あなたが他の人や環境を
どう扱うかでさえ、すべてに影響を与える。
あなたは実際にはとても力があるのだ。
だから、正しくやることを
選ぶほうがいい。

5
流れに身をまかせる

私たちがどんなに抵抗しても、変化は避けられない。
その流れに身をまかせるか、飲み込まれるかのどちらかだ。
新たな経験に心を開こう。変化のプロセスを信頼しよう。

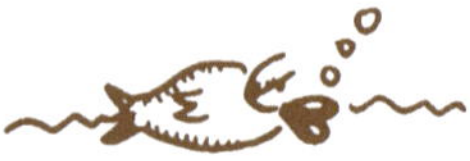

6
あふれるばかりの豊かさ

私たちは、愛、お金、幸せ、平和などは有限だと思い込んでいる。それがなくなると思い込んで、今持っているものを確実なものにしようとしたり、守ったり、しがみついたりする。
失ってしまうことを心配するあまり、今ある愛やお金から喜びをすべて奪い取ってしまう。これらのものが**有限だと思い込まない**ようにしたらどうだろうか?

7
丸ごとの自分

気づいているということは本物であるということ。
これは、あなたの全経験に心を開き、
どの部分をも等しく尊重しようということだ。

下降がないと上昇もない。**すべてを感じよう。**
すべてを所有しよう。それがあなたなのだから。

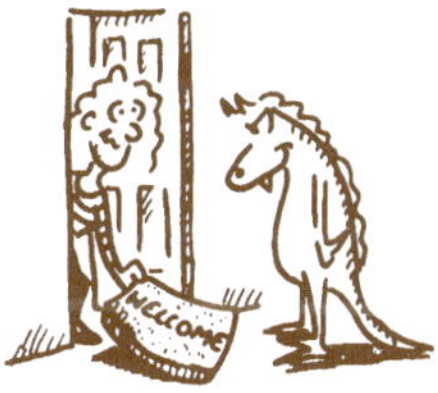

もし、〜だったら?

★あなたは前進することを学ぶために、
今いるべき場所にいるのだとしたら?

★すべては計画されているのだとしたら?

★「あいつ」はいいのでも悪いのでもなく、
大事な経験だったとしたら?

★このつらさを乗り越えることによって、
以前と比べてよりよい、
より賢い、もっと平和な自分を
見出すことができるとしたら?

★闘うのをやめ、しばらくのあいだ宇宙に
あなたを支配させ、
来るものに身をまかせてみては?

どれをとってみても、
あなたは**リラックス**できるのではないだろうか?
経験し、学び、そこから立ち直る。
それ以上のことは何も要求されていないのだから。
「どうして私が?」という犠牲者ぶる態度は
もうやめよう。

どうやって?

今のあなたには「あいつ」の事情が
わかっているのだから。
今のあなたには、苦痛を感じる**理由**がある。
自分に何が求められているのかがわかっている。
だから、丸ごとの自分を取り戻すために
本気でとりかかろう。

成長し、学び、最高の状態になろう!

以下にあなたが**心と身体とスピリット**のために
日々実践できることをあげておく。

☆心

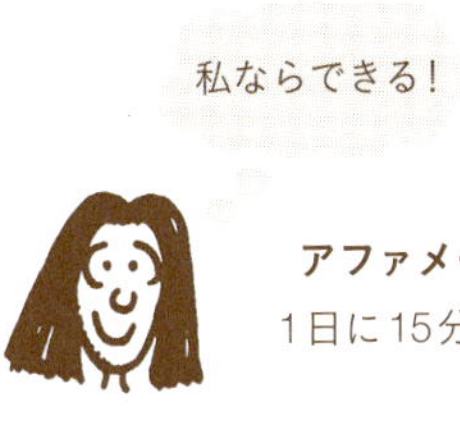

アファメーション
1日に15分か、数回

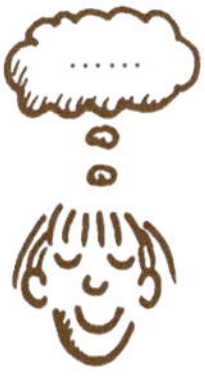

メディテーション
朝か晩に30分

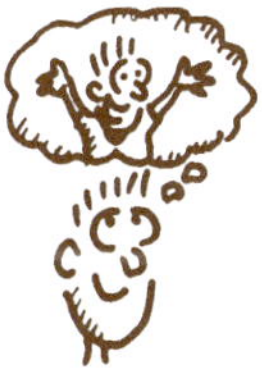

視覚化
メディテーションしている
間、またはあぶない状況に
なったときに必要に応じて

☆ 身体

自分を甘やかす
マッサージか
(できるなら)首をもむ。

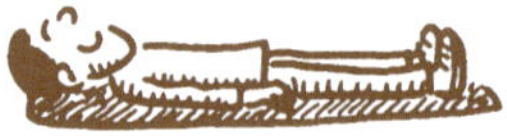

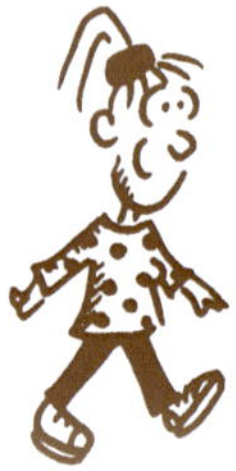

ウォーキング
朝か晩に30分から
1時間キビキビと歩く。

食べる
1日3回健康的な
食事を控えめにとる
(刺激物は避ける)。

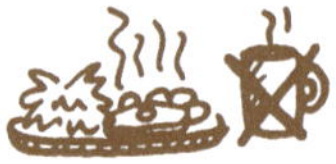

スピリットを
クヨクヨしないで、受け入れる。
メディテーションは
ここでも効果がある。

愛

あなたのために、他の人のために、
人生のために、愛を正しく理解しよう。
そうすればこの本は必要ない。

愛を知り、愛を感じ、愛を試み、愛を使い、
愛を与え、愛を受け取る。

生きとし生けるものすべてを大切にする。

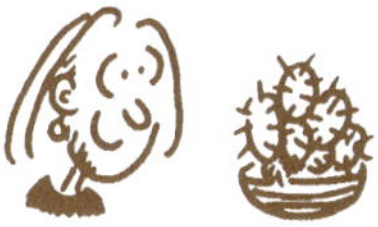

あなたの経験すべてを
抱きしめる。

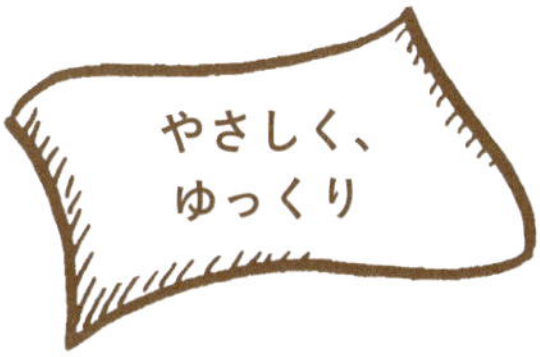

流れに身をまかせ、
変化に身をまかせる。

1日の終わりに

「私は自分にも、人にも、
私の世界にも何も害を
与えなかった」

と言えるようにする。

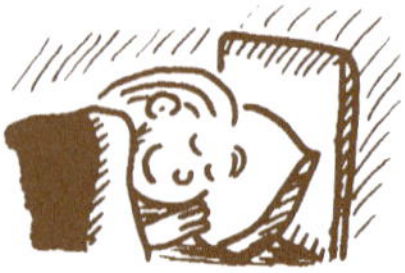

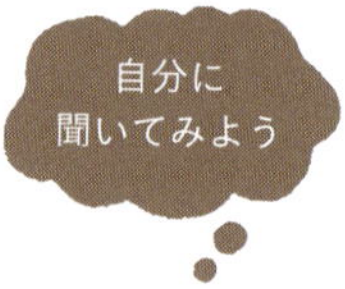

「私は今日なにを
学んだ？」

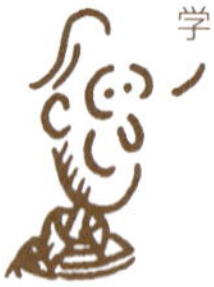

すべてうまくいっていると**信じよう**。
本気で！

7

これでいい

That's IT!

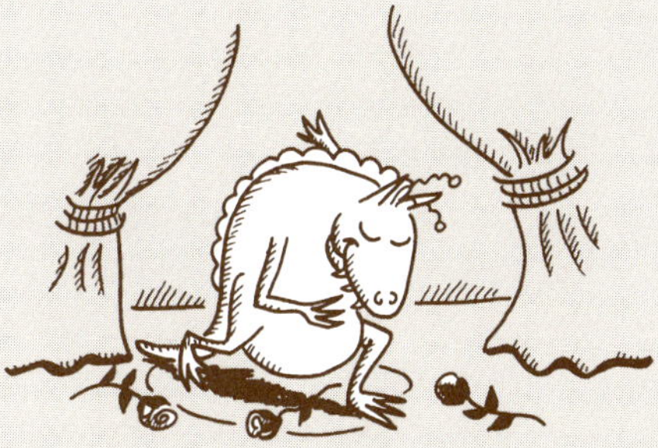

これが私…

そして、これが「あいつ」

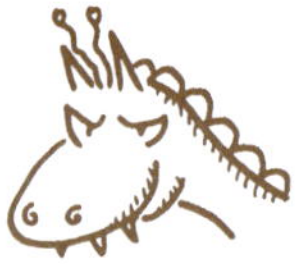

まったく、私たちは長い闘いをしてきた。
でも、私は「あいつ」に感謝している。
そう、ありがたいと思っている。
「あいつ」は私にこんなものを与えてくれた。

不眠症　→　瞑想
痛み　→　それを転換する方法
自己憐憫　→　自尊心
恐怖　→　私は生き延びたという認識
私にはなんでもできる！
動悸　→　動悸を鎮める方法
喪失感　→　手放せる能力
落ち込み　→　選ぶということに気づく
苦しみ　→　これまで以上の思いやり
愛の欠如　→　愛
切迫感　→　忍耐
混沌　→　方向性
自己中心　→　自我の目覚め
見捨てられた感じ　→　信頼感
動揺　→　平穏
ネガティブなこと　→　新たな認識
関心の欠如　→　深いかかわり
優柔不断　→　決意

さらに本2冊と、あなたと話す機会も得られた！

ときには、「あいつ」に不意をつかれることもある…

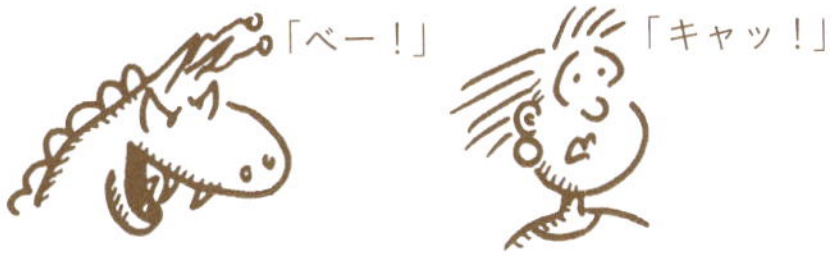

…でも、私はどうやったら「あいつ」を行儀よくさせていられるか、学んできた。ときには他のことよりもたやすくできる。だって、私は今も学んでいるから。

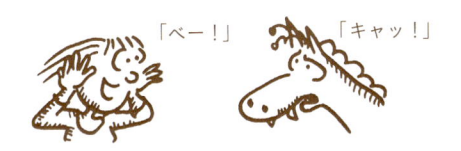

そろそろ「あいつ」が私にささやくことに本気で耳を傾けるころかもしれない。
…私がやっていることとか、
…私のいる位置について。

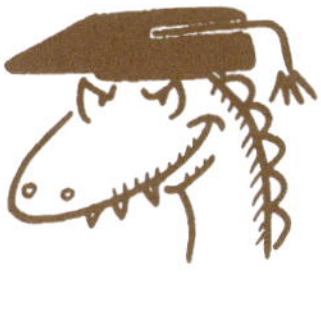

だから…「あいつ」は私の先生なのだ。

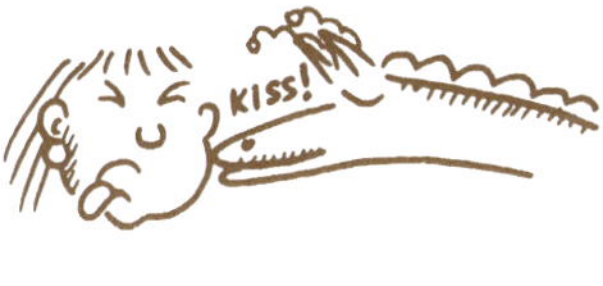

これがやがては恋愛関係になる、なんてとても言えないけどね!

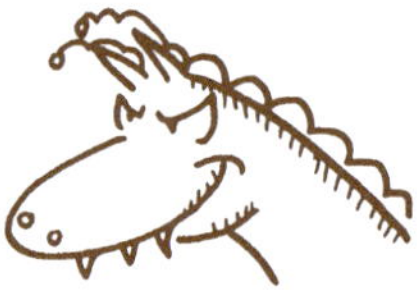

でも…先のことはだれにもわからない。
なんといっても、私たちは長い長い道のりを
一緒に歩んできたのだから。
私たちはなかなかのチームなのだ。

実のところ、あいつがいなかったら、
私はどこに行っていただろう?

たぶん…

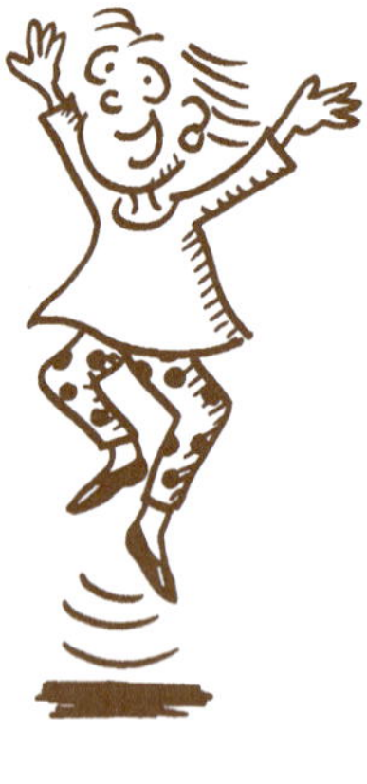

こんなに楽しくは
暮らしていなかったかも!!

監修者あとがき

本書はオーストラリアの人気マンガ家であるベヴ・エイズベット氏が、世界中でベストセラーとなった『パニック障害なんてこわくない!』（大和書房刊）の続編として書かれた著作です。『パニック障害なんてこわくない!』の原題は『Living With It』でしたが、本書は『Living It Up』と題されました。不安障害を持ちつつも人生を楽しむ具体策が、分かりやすいイラストとともに解説されています。

前著ではパニックを「あいつ（It）」と名づけ、「あいつ」をいかに飼い馴らすか、その方法が解説されました。不安やパニックが自分自身と一体になっているうちは、「自分はダメだ」「自分はなんて弱いんだろう」と自分そのものを責めてしまい、前に進めなくなるものです。著者は、不安やパニックを「あいつ」と名づけることで自分とは切り離して外在化させ、「あいつ」の特徴を客観的に捉えることによって上手に飼い馴らす方法を示してくれました。

続編である本書は、前著から一歩進んで、「あいつ」に囚われずに楽しく生きていく術を教えてくれています。飼い馴らす方法を教えてくれたのが前著ですが、「あいつ」をある程度、上手に飼えるようになったとしても、常に飼い方を意識して「あいつ」に囚われたり、嫌いな「あいつ」を気にしながら生活せざるを得ないのは、やはり不本意なことでしょう。

私は臨床心理士として主に勤労者のカウンセリングを行っており、パニックの症状などによって生活が制限されてしまう方を多く見てきていますが、不快な症状に気を取られると、不自由さばかりが浮き彫りになってしまうものです。

ただ一方で、「あいつ」のお陰で助かったことを相談者から語られる場合もあります。「外出ができなくなり、休まざるを得なかったため、仕事から離れて自分の生活を取り戻すことができた」などがその一例です。

本書は、イヤな「あいつ」をコントロールできるようになることよりも、「あいつ」の魅力に気づいて自由になれたり、「あいつ」がいながらも充実した生き方をするにはどうしたらよいかを指南してくれる、ある意味で生き方に関する本だといえます。

不安障害を持ちながらも、仕事や恋愛を楽しむにはどうしたらよいかを教えてくれる内容は、専門書にはないとても素敵な視点です。長くパニックに苦しんでいる方にも是非、読んで参考にして頂きたいと思います。

株式会社ジャパンEAPシステムズ 臨床心理士
松本桂樹

パニック障《しょう》害《がい》と
うまくつきあうルール

2013年8月25日 第1刷発行
2017年6月10日 第2刷発行

著者　ベヴ・エイズベット

訳者　入《いり》江《え》真《ま》佐《さ》子《こ》

監修　松《まつ》本《もと》桂《けい》樹《き》

発行者　佐藤 靖

発行所　大《だい》和《わ》書房
東京都文京区関口1-33-4
電話:03-3203-4511

ブックデザイン　名和田耕平デザイン事務所

本文印刷所　シナノ

カバー印刷所　歩プロセス

製本所　小泉製本

 ISBN978-4-479-76155-6